—原水文化—
您的健康，原水把關

自然骨科診所院長
蔡凱宙醫師——著

全彩圖解&
影音示範

情　況
Situation

骨科

成　果
Result

原　理
Truth

自癒地圖

讓身體的痠痛自然好

修訂版

目錄
CONTENTS

目錄
CONTENTS

四、氣要長

第2章

自然骨科運動：
肌力與柔軟度訓練

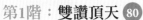上　上肢頸肩鍛鍊

肌力訓練

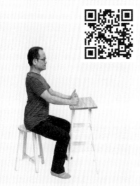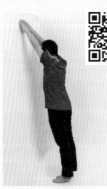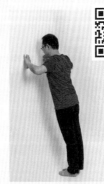

第1階：雙讚頂天 80　　第2階：蜻蜓點水 84　　第3階：扶牆挺身 88

柔軟度訓練

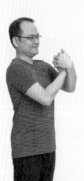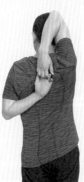

第1階：八度伸展 91　　第2階：翻掌轉臂 94　　第3階：扣手拉拉 98

目錄
CONTENTS

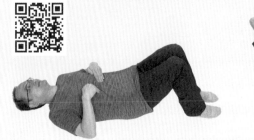
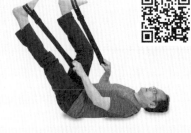

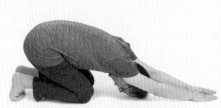

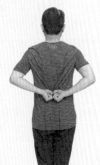

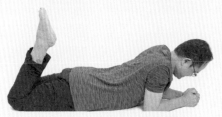

下肢骨盆鍛鍊

肌力訓練

 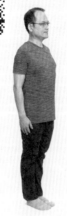 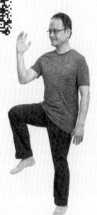

第1階：相撲力士 124　　第2階：跟尖不倒 129　　第3階：金雞獨立 131

柔軟度訓練

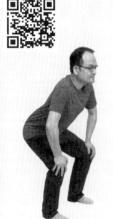 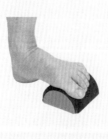 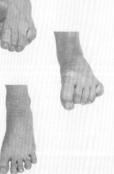

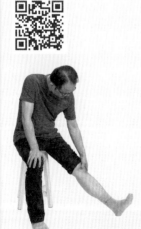 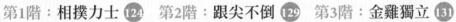 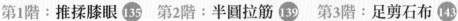

第1階：推揉膝眼 135　　第2階：半圓拉筋 139　　第3階：足剪石布 143

目錄
CONTENTS

安可曲 # 五音健康操

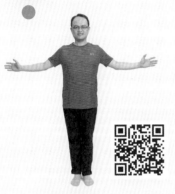

•鷹（一ㄥ）
........189

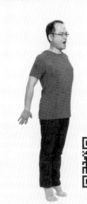

•鴨（ㄚˋ）
........190

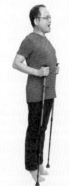

•進階版：鴨划後溪
........191

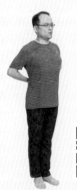

•龜（ㄍㄨ）
........192

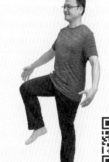

•雞（ㄍㄝ）
........193

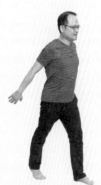

•虎（ㄏㄛˋ）
........194

成就自然骨科醫療大道

■ 楊榮森　臺大醫學院骨科教授・主任

日前接到蔡凱宙醫師和城邦原水文化潘主編的來信，我就有預感凱宙又要出新書了！果不其然，凱宙即將於年底推出新作，分享他從事骨科治療的心得與經驗。

多年來他不遺餘力地推廣自然骨科療法，並曾於 2014 年前出版第一本專書——《健康金三角養生法》，佳評如潮。此外我也常在網路上看到他親自現身說法，傳授增進骨骼健康的觀念、動作及技巧，並且發現多年來他不斷在改良這些動作，讓每個動作都能達到更好的效果，其用心令人欽佩。

本書《骨科自癒地圖》是他的另一本專著，我很幸運可以先睹為快，我接到書稿後，一口氣讀完，真是過癮，本書內容精實，蔡醫師所設計的鍛鍊動作，兼顧了人體的上肢、腹部核心及下肢，無論是柔軟度或肌耐力方面，皆

符合簡單、有效、安全的原則，立論比起往年更顯成熟及精湛。相信本書必定又會造成新風潮，嘉惠眾多病患。

蔡醫師與一般骨骼保健書籍的作者不同，他接受了紮實且辛苦的骨科專科訓練，進而成為一位骨科名醫，在醫院中他以專業知識與純熟的手術技巧，救人無數，深獲病患信賴和同業的感佩。多年前與他的互動中，感受到他對骨科醫學的投入與用心，事業發展順利，當時我未曾想到他會在不惑之年，出現另一個轉折，勇氣十足地進入自然醫學的領域，更難得的是又創造人生的另一高峰。

蔡醫師學貫中西，綜合應用諸多方式，闡述自然的健康原理，讓病患能夠從根本上學習健康道理，在循序漸進的鍛鍊中，舒解身體的壓力，改善循環及代謝，並將這些自主鍛鍊內化成為日常生活良好習慣。此外，加上善用輔具取代藥物，以提高身體自癒力，得到平衡和調和，增進整體健康，這些自然原理的實踐，也印證在他的臨床案例中，豐富了他的臨床經驗。他的理論基礎正好補足了忙碌的西醫從事手術後，未能強調養生保健之道的不足，成就

他自然骨科醫療之大道；令人欽佩。

　　蔡醫師不藏私地分享他多年來的心得，用心提筆寫下並示範許多強筋健骨的鍛鍊方法，這些重要的內容，補足了目前教育只重謀生教育，而忽略養生教育的不足，讓民眾重得健康之道，使傳統西醫骨科與自然骨科相輔相成。蔡醫師有心奉獻，推廣骨骼保健，故樂為之序。

追求身心靈平衡的
自然骨科療法

■ 林家弘

台灣增生療法醫學會創會理事長／以馬內利復健科神經科診所院長
童綜合醫院增生療法特約主治醫師／前台中榮總復健科主治醫師

　　近年來，世界上的醫學正在興起一種轉變，往促進人體修復的方向快速前進，從自然的角度思考的醫學逐漸的再被人們重視！

　　蔡醫師在幾年前推出了《健康金三角養生法》，將身體健康的重要知識傳達給廣大的群眾，帶來自然骨科的觀念，從專精手術進而更謹慎的抓緊手術的適應症，不輕易動刀，傳統骨科搭配自然骨科的方式，闡述骨科治療的良好模式。

　　聖經在何西阿書中說：「我的民因無知識而滅亡。」聽起來嚴肅，但不管是醫師或者民眾，只能對於我們知道

的疾病做治療，面對我們不知道的，或是有錯誤了解的時候，很可能不斷的做出對健康有害的行為，而妨礙了人體原來可以自我修復的能力。

醫學本身也是一種學問，不斷的從錯誤中修正而來，就算是醫師，所知也是很有限！要能夠健康，絕對需要盡量接觸正確的健康知識！健康黃金三角的觀念，帶領很多人重拾健康，很高興蔡醫師再度卯足全力，為大家再推出《骨科自癒地圖》，帶來完整優質的觀念與運動，能夠造福更多人。

運動就是一種藥方，人活著沒有運動，只會不斷的萎縮退化！幾年前，在參與足部矯正訓練課程時，得知蔡醫師致力於推動自然骨科，也因為這樣的關係，接觸到北歐式健走的資訊，深深認同健走杖促進脊椎健康的觀念，同時蔡醫師所推廣的各樣運動技巧，都更讓運動可以成為一帖良藥。

筆者因高中時期運動累積傷害，從高中時期就腰痠不止，於復健科住院醫師期間，因當時的周主任對足科非常投入，學習足部矯正，使用矯正鞋墊之下，腰痛進步了百分之六十，了解到踝足不健康對人體的重大影響，從而投

入學習足部相關的知識與療法。當時在周主任的帶領下，使用 Cyriax 系統的骨科學診斷及注射治療，常常有很好的效果，蔡醫師所提倡的自然骨科，與 Cyriax 醫師提出的骨內科學，有異曲同工之妙，並結合中醫學傳統，形成更完整的骨科療法。

除了常年的腰痠，我的肩膀也因運動受傷，接受關節鏡治療後一段時間開始出現習慣性脫臼的情況，以至於接受第二次手術修補肩膀，卻仍然無法脫離習慣性脫臼的陰影，直到接觸到增生療法後，於美國學習期間，接受了肩關節的增生療法，發現有非常好的效果，於是全力投入增生療法的學習跟推廣，成立台灣增生療法醫學會，也因為這樣的機緣，跟蔡醫師有了更多認識！

在增生療法治療的經驗中，可以確實證明，人體有很強大的自我修復能力，每個疾病，醫師都只是擔任協助的角色，真正讓人恢復健康的，是上天創造人類時，給予我們與生俱來的強大修復力，蔡醫師使用骨科自癒地圖，幫助很多原來是一定要開刀才會好的情況，恢復了！還有很多手術後，難以治療的患者，也透過自癒力復原！

利用骨正、筋軟、肉有力、氣長的原則，搭配葡萄糖

增生療法修復韌帶，PRP 療法促進軟骨修復，自然營養的補充，足夠的脂肪攝取，經絡的治療，戒菸，排毒，每天固定運動，促進人體的修復，正是現代人對抗文明病極佳的方式！同時，一生的果效是由心發出，喜樂的心乃是良藥，憂傷的靈使骨枯乾，保持正念，將壓力交託，真正的喜樂，也是人生健康最重要的祕訣，感謝神使用蔡醫師以及他的書為人們帶來更多祝福，使更多人得到身心靈的平衡與健康。

獨樹一格的自然骨科

■ 陳立川 中華民國能量醫學學會理事長

很高興有這個機會與榮幸，為蔡醫師的新書《骨科自癒地圖》寫序做推薦。

蔡醫師與我大約七八年前就有一面之緣，那時候他剛踏上自然醫學的學習之旅。前幾年，我們又再碰面了，此時他自己的自然骨科已經漸漸成形了！

2017 年初，我正式接任中華民國能量醫學學會理事長一職後，就邀請蔡醫師擔任結構醫學小組的召集人，在我任期第一次召開的研討中，他跟與會者分享一些自然骨科醫學的獨到見地，更帶著大家做了幾個簡易的筋骨保健運動，讓大家在下午精神有點萎靡之際，掀起一波振奮回神的高潮。真的，知識沒有付諸行動是無益的，所以蔡醫師的做法確實也給現場沉悶的學術研討氣氛帶來一番不一樣的氣息！

最近幾年跟蔡醫師互動比較頻繁，多少知道他在台灣
建立起獨一無二的自然骨科這個領域，所以今天很高興閱
讀到他繼上一本著作《健康金三角養生法》之後，又發展
出更完整與細膩的筋骨肌肉保養法，這本書中他不僅融合
中醫、西醫、自然醫學於一爐，還納入了營養醫學與呼吸
吐納，蔡醫師的睿智毫無疑問地讓他在短短幾年內能發展
出一套理論與實踐兼具的自癒系統，非常獨樹一格的自然
骨科醫學。

　　蔡醫師獨特之處很多，信手拈來提個一兩個供參考。
我相信很少骨科醫師會叫病人注意呼吸的，這確實是正確
的，缺氧是很多慢性病的共通問題之一。我也相信很少骨
科醫師會花時間為病人做教學，教導病人以各式各樣的運
動來顧身體，減少對藥物的依靠。我印象最深的一個動作
是教病人重新學會幼嬰似的爬行，這個需要手腳高度協調
的運動對慢性病患會有很大的幫助，因為會對腦部的活化
有很大的助益。

　　本書不僅有許多幫助健身的運動，甚至已經做成網路
短片，讓讀者可以一邊觀看影片一邊做正確的運動姿勢，
落實照顧自己健康。用這樣的傳播方式才能幫助更廣泛的

大眾需求，我確信蔡醫師的博愛之心與這本深入淺出的書能夠造福許許多多的老弱婦孺，以及其他骨科與各式疼痛患者。

請各位粉絲幫忙為他的新書或網頁雙手按讚！

陳立川博士著作：

《一生無病絕對有機會》《健康從齒開始》《跟著博士養生就對了》《人體空間排毒》《解毒高手》《別讓癌症醫療殺死你》《脂肪與油救命聖經》

一張打敗痠痛魔王的藏寶圖

■ 楊斯棓 《人生路引》暢銷書作者

　　打從擔任住院醫師自己有穩定收入開始，就經常造訪各式純按摩店解決自己周身痛的問題（住院醫師久站少睡，身體痠痛自是無可避免），譬如老虎城七樓的 Angsana（2018 年 1 月改裝成頂級影廳）、倒閉前的蘭夏養生館、台灣大道上的春不著、特別要提新竹老爺酒店的 NINA，是我心中的神之手，被她抓六十分鐘的爽感，超過其他人的九十分鐘，再往北，大倉久和飯店的松村夏美、晶華酒店的蘇姓老師傅、香格里拉飯店的資生堂 SPA，都是讓我流連忘返的放鬆仙境，在他們的引導下，任何一張床躺起來都像瑞典手工床 Hästens 給人的舒適感。

　　如果早點認識蔡醫師，上述的花費，我都可以省下來。

　　痠痛人口近年邊增，這跟坐姿不良、缺乏運動以及 3C 產品風行難脫關係，低頭族不時滑手機在 LINE 群組刷存在感，宅男腐女通勤時用 IPAD 追劇，眼睛乾澀，肩頸痠痛。

若長年不跟自己身體良性對話，它一旦反撲，往往使我們招架不住。

三年前，蔡醫師甫出版《健康的金三角養生法》，他看診之餘，筆耕不輟，今年繼續出版《骨科自癒地圖：讓身體的痠痛自然好》，現代人需要的姿勢、伸展的好觀念，他不厭其煩，以三點歸類，再三叮嚀。

蔡醫師學貫中西，兼學調理農務，把曾發生在自己身上的健康警訊，化詛咒為祝福，在這段過程累積沉澱的智慧結晶，他一撇一捺，殷切的為他的讀者而寫。

上一本書如果是分享心法，那這本書就是心技合一的總體現；上一本書請專人秀出示意圖，這本書蔡醫師親自下海，帶頭示範。

無論從什麼面向拆解分析這兩本書，都能深刻體會蔡醫師自我要求甚高。蔡醫師善用譬喻，闡述道理時更把「分段說明、分段練習」的教學法精神用到淋漓盡致。

蔡醫師的妹妹小苗曾邀我赴港演講，場地辦在香港理工大學，在她的號召之下，一連兩場百餘人座無虛席，許多香港的意見領袖、大學教授、中學教師、中國遊客都到場，場面轟轟烈烈，足見主辦人辦活動的能力秀異超群。

　　我受台灣公民媒體文化協會之邀辦在台北的演講，蔡醫師的愛妻慕欣跟公子也曾到現場聆聽幫我加油，和蔡醫師一家的緣分很深，有幸幫蔡醫師的新書做序，是我回報蔡家恩情的起點。

從日常練習中
激發身體自癒力

■ 公孫策 知名作家、歷史評論家

　　蔡凱宙醫師在本書中提出了非常獨到的見解，我雖不
具醫學專業，但由於本書予我許多啟發，也印證了我個人
的養生之道，所以不揣冒昧推薦。

　　認識凱宙是因為慕欣，慕欣是我台大校友合唱團的團
友，慕欣熱愛唱歌，凱宙為愛妻而來陪唱，鶼鰈情深，真
愛流露。慕欣以歌聲事奉上主數十年，書中提及「用心呼
吸、深吸氣、長吐息，不論對談話、唱歌、演講都用得到」，
想必受慕欣的影響頗深。

　　我本人多年的運動習慣是游泳與太極拳，這兩項運動
的要訣，其實都在呼吸，唱歌的要訣也是。長年的合唱嗜
好與運動習慣，我的心得是：一旦呼吸能跟動作的節奏配
合上，身體會自然放鬆，通體舒暢，運動與唱歌都能夠非
常持久。而書中介紹的「五音健康操」，印證了上述心得，

我自己依勢練習之後，對發聲更多有啟發。

聲音是很重要的，會直接影響他人對你的觀感。清朝名臣曾國藩用一本相書《冰鑑》作為他識人用人的參考，該書有一章專論聲音。其中論及聲音的「上上」之相：遠聽聲雄、近聽悠揚、起若乘風、止若拍瑟。意思是，發聲有如順風飄揚，聲歇予人有餘音之感，就是好的「聲相」，而這些都有賴於「深吸氣、長吐息」。而《冰鑑》認為不好的「聲相」是：出而不返、急而不達、齒喉隔斷、喈喈混談。也就是聲音發出收不回來，說話急促令人聽不清楚，牙齒、喉嚨不配合，以致含糊籠統。以上情況，如果能夠經常練習「五音健康操」，無不能改善。

本書予我最大啟發的，當屬「善用身體自癒能力」。

多年來，我對西醫「一種藥治一種病」，以致老人家常常吃一大堆醫生開的藥；還有，相同症狀的患者服用同樣劑量的藥，深不以為然。試想，一個體重 40 多公斤的女郎和一個 80 多公斤的壯漢，同樣「成人一日三次，每次 2 粒」，合理嗎？中醫雖然因人適性調劑，但畢竟科學性不足，而中西醫混治仍在起步階段。如此情況，怎麼才好？

　　蔡醫師提出的「人體自癒」概念，開啟了一扇窗子：盡量採用激發自身的療癒能力來保護自己。蔡醫師針對的是骨科病症，讀者可以自行閱讀練習，我不贅述。然而，這個概念肯定是「盡量少吃藥」的不二法門。尤其是近年來各種新的流行傳染病，如多年前的 SARS，還有 H1N1 新流感，以及登革熱、腸病毒、禽流感、諾羅病毒等，當笑話講是「病毒日新月異，疫苗追趕不及」，唯有增強自體療癒能力，才是最好方法。因此，這個概念必將成為健康醫學的主流。

　　本書不是「萬用救命金方」一類的書，而是提供大家練習，以增強自癒能力的書，期待這本書能夠對讀者有幫助。

一位好醫師，
一本助你遠離痠腫痛的好書

■ 賴滿足 台灣癌症基金會悅聲合唱團指揮

　　我和蔡凱宙醫師認識，是因為「健走杖」結的緣。之後他帶著家人來加入我所帶領的「悅聲合唱團」，成為我的合唱團團員和聲樂學生。兩年來自然互動的結果，我們成為「亦師亦友」的忘年之交。

　　我一直有運動的習慣，喜歡走路，幾乎每星期都去走陽明山。但自從乳癌手術完，又做了荷爾蒙治療後，引發了很嚴重的副作用——四肢關節僵硬痠痛，肌肉血管腫脹疼痛。不只行立坐臥行動不便，有時更是寸步難行，痛苦不堪，經過蔡醫師熱心的診治——健走杖、均壓鞋墊、律動機的使用，各種鍛鍊運動的實行，以及飲食的調整、改變，我的疼痛指數下降，行動力上升中。在門診中我也常常聽到蔡醫師親切又耐心的勸導病患：「簡單的事情重複

做，可以達到鍛鍊的目標——不用開刀，遠離疼痛，讓生活更有品質。」

蔡醫師努力學醫，認真行醫，中、西醫兼具，氣功、運動都涉獵，很用心的視病如親，開刀時總以對病患傷害最小、復原最好為原則，也許是太操勞了，健康出了狀況！於是轉而投入自然醫學的領域，重新獲得了健康，他就把這些經驗與心得，在看診時回饋、分享給病患。

蔡醫師聰明又熱情，行動力又很強，他用心關懷家人、病患、社會，他回饋這個社會的方式是：一、大量閱讀，吸取新知，用最好的方式來診治病患；二、研發各種鍛鍊的功法，讓病患能對症自我練習；三、各方搜尋適合的輔具，幫助病患鍛鍊更有效能；四、尋找對病患有幫助的、好的、真的食物；五、隨機尋找靈感，他參加一次合唱團的發聲、練習，就研發了一套「五音健康操」，上了我的美聲唱法課，就又給了他靈感研發了新的鍛鍊功法；六、他看到路邊被不良環境逼得快枯死的樹木，馬上搶救；他也說支持自然農業就是好生之德；七、他忙著看診、寫書、更到各地去演講，希望教育大家，如何照顧、保養自己，讓自己到老年時，還能「頭腦清楚、行動自如」！

蔡醫師的第一本著作《健康金三角養生法》，告訴我們如何從身體結構、飲食、氣血三角兼顧，來達到身心靈健康及萬物和諧。現在他的第二本著作《骨科自癒地圖》即將出版了，我覺得這是一本幫助我們遠離痠、腫、痛的折磨的好書，所以受惠於蔡醫師照顧的我，特地撰寫此文推薦，好事要傳千里，好東西要分享出去給人，希望有更多的人能夠得到幫助，能從舉步維艱的枷鎖中釋放出來，重新以輕鬆的腳步，過著快樂的日子！

　　蔡凱宙醫師是一個好醫師。我和他都有一個相同的人格特質——學習主耶穌的悲憫愛人，很願意用自己的恩賜與專長幫助人。我會繼續為他禱告，祈求天父保守他身、心、靈都勝任，人、事、物都配合，讓他能有更多的智慧與恩典，做更多「榮神益人」的事工！

骨科自癒的正確方向

　　在我就讀醫學院時代，學校的中醫社曾經邀請融會貫通中西醫學的台北榮總針灸科鍾傑教授在北醫演講，我十分感興趣而前往聽講，從此對於中醫穴位針灸的神奇療效十分嚮往。但是 1995 年畢業後，我歷經了在澎湖海軍醫院外科服役兩年，台大骨科專科訓練五年，國泰醫學中心主治醫師九年，沉浸於西醫的骨科手術，當時以為西醫手術是最有效的骨科治療方式。直到 40 歲，高壓的工作環境讓我的身體出現警訊，於是生命出現轉折。2011 年我離開了醫學中心，在新竹祐寧骨科重新學習基層醫療，同時也開始接觸自然醫學及農業。

　　2012 年因參加能量醫學學會，再度遇到創會會長鍾傑教授，重新學習鍾教授所發展的「傑針道」。傑針道乃是鍾傑教授針對中醫骨科治療，精心整理而成的快捷有效之穴位，年邁的鍾教授秉持熱情，傾囊相授。穴位經絡的原理讓我在骨科的疼痛治療上受益良多，也開啟我的自然骨科醫療之路：在醫學上強調「自然的原理」，結合中醫

經絡原理及西醫骨骼肌肉解剖學；生活上強調「習慣成自然」，結合患者自主運動及營養代謝療法。

我用心於患者的自主鍛鍊，用輔具取代藥物，幫助患者養成好習慣。身體的自癒力來自對自然原理的信心及實踐，在中醫氣血及西醫解剖的原理引導之下，許多我原本以為非手術不可的患者痊癒了，甚至治癒了以前連手術都治不好的患者。如果說自然骨科的解決方案是一部車子，那麼中醫經絡、西醫解剖、自主鍛鍊和營養代謝這四個象限，就如同它的四個輪子，載著我們一起累積臨床經驗，體驗造物者在人體的奇妙作為。

感謝主耶穌的帶領，2014 年 10 月在愛妻慕欣的籌劃協助下，「蔡凱宙自然骨科診所」開幕了。同年 12 月《健康金三角養生法》一書出版，感謝原水文化的協助，接下來兩年多的時間，我在許多的媒體及團體活動場合中，分享「自然骨科」的概念。我也不斷地找尋更好的運動輔具，在診所的運動教學中，除了北歐式健走杖、均壓矯正鞋墊、米球拋接之外，我們又引進了端正坐姿帶、肩頸如意棒、足部半圓拉筋器、拇趾外翻夜間支架等輔具，幫助患者矯正骨骼變形，強化肌肉力量，另一方面，也精心設計身體

各部位循序漸進的鍛鍊方法，加強患者的自主鍛鍊，根治痠痛。

自然骨科提供理論基礎與實際做法，務求簡單易學又有效。它的精神不再是追究「好不好」、「對不對」，而是提供患者一個追求平衡，將身體欠缺的部分加強填補，促進循環及新陳代謝的解決方案。有點像拼圖的概念，「合不合」才是重點。玩拼圖的第一個步驟，是要將拼圖的畫面向上，方向要一致才拼得起來，所以「方向」永遠比「方法」還重要。

舉例來說，許多患者的背部疼痛原因，是因為身體久坐前傾，身高因為蜷曲而下降，核心肌力無法對抗地心引力。這個時候，如果單手拿的枴杖高度在肚臍以下，會造成身體更加前傾，身體愈發不平衡。如同搭車，原本應該北上，卻搭上南下的車，永遠不能抵達目的地。由於生活在地心引力的環境下，兩腳直立的人類，其脊椎要比四肢著地的動物脊椎承受更大的壓力，所以自然骨科的運動方向，就是「天天向上」，伸展全身，對抗地心引力。

自然骨科療法提供的是一套解決方案（solution）和生

活習慣，而不只是個別產品（product），解決方案就像是一輛會走的車子，而產品只是一個輪子或方向盤。所以從了解自然的原理、改變自己的觀念開始，到改變行為，到養成好習慣，減少壞習慣。當生活習慣改善了，天天鍛鍊筋骨，自然就能擁有健康的筋骨。自然骨科的解決方案將「複雜的問題簡單化」，先評估患者的身體狀況，分部位強化伸展度或是肌力，運用輔具達到事半功倍的效果。強調患者的信心及觀念、融入生活化的內容，讓患者可以「簡單的事情重複做」，達到鍛鍊的目標。

　　聖經申命記第六章，記載了摩西帶領以色列人走出埃及苦難之地，在他接近人生終點時囑咐百姓們：「我今日所吩咐你的話，都要記在心上。也要殷勤教訓你的兒女，無論你坐在家裡，行在路上，躺下、起來，都要談論。」一百二十歲的摩西眼睛不昏花，力量沒有衰敗，他一生敬畏真神、服務百姓，無論行立坐臥，都在思考體會造物者的自然原理。身為一個醫生，我們也希望能夠分享自然原理，帶領患者們離開病痛，進入一個更美好的生活。在實踐自然原理的過程之中，我們會體會到許多的樂趣，卻也面臨諸多困難，唯有堅定的信心讓我們繼續向前行。

　　總之，因為造物主的奇妙大愛，讓我們了解祂創造的原理，所以順服原理鍛鍊身體，便是敬天愛人的表現！但是肉體的生老病死也是自然的現象，靈魂的歸宿乃是永恆的盼望。愛妻癌末時對於本書初稿的建議終於完成，慕欣走完人生的道路返回天家了，雖然行過了死蔭的幽谷，天父奇妙的恩典安慰了我們家屬及親友，盼望將來天家相遇。在此用慕欣最喜歡的詩歌之一——「天父必看顧你」，祝福每一位在病痛中的患者及家屬。

　　遭任何事不要驚慌，天父必看顧你；危險臨到無處躲藏，天父必看顧你。天父必看顧你，時時看顧，處處看顧；祂必要看顧你，天父必看顧你。

前言 自然骨科與傳統骨科的相輔相成

　　我自 1997 至 2012 年受訓於台大醫學中心骨科，醉心於研究骨折鋼釘內固定術、肌腱韌帶手術、人工關節置換術、關節鏡微創手術等先進的技術及人工材料。這些手術可以快速地解決關節的變形、神經的壓迫，重建韌帶的穩定度。對於不能手術的患者，則給予止痛藥物。醫院的重點在於培養技術高超的醫師，引進先進的技術和設備，我提供的治療內容以醫院的服務為主，目標在於緩解症狀及局部的手術處置，也就是所謂的「緊急搶救，快速治標」。

　　然而傳統骨科的治療方式，雖然解決了不少急性的問題，但是病人也要面臨如何復健及防止復發的自我保養。因著自己身體的不適及家人的疾病，開啟了我研究中西醫的理論，進而發展自然骨科療法。

　　自然骨科的治療方法有四大基礎：
　一、中醫的經絡理論。
　二、西醫的解剖學及生物力學。
　三、患者的自主鍛鍊。

四、患者的身體組成及營養代謝。

利用淺顯易懂的自然原理，讓患者明白日常生活的危險因子及保護因子。一來應用簡單的動作，重複鍛鍊筋骨，再者藉由改變飲食習慣，進而改變身體的組成，增加肌肉量與骨質密度。治療時提供簡易有效的鍛鍊心法及口訣，治療內容從患者的生活型態著手，目標在於讓患者養成好習慣，減少壞習慣，讓他們「習慣成自然」，因而能「循序漸進，治標治本」，是以患者為中心的全面性解決方案。

所以說，傳統骨科與自然骨科是可以相輔相成的。遇到緊急狀況例如骨折時，必須到醫院尋求傳統骨科的協助，迅速以鋼釘內固定治療，後續回門診追蹤時，則可以利用自然骨科所建議的運動，做自主鍛鍊，也可以進一步補充營養，促進骨骼肌肉的復原。

如果是慢性疼痛多年，例如抽菸引發椎間盤退化的慢性背痛，由於手術效果不好，容易復發，甚至引發更多的沾黏、感染以及骨癒合不良的後遺症，反而越手術越嚴重。因此建議這類病患可以先接受自然骨科療法，戒除抽菸習慣，自主鍛鍊，加強伸展，強化核心肌群，效果通常會比開刀來得好。

自然骨科的三個心法：
信心、行動、樂趣

　　所謂自然骨科療法，就是讓身體回歸到原本的結構，平衡的骨架，柔軟的筋骨，自然可以遠離疼痛。所以，首要重點就是有信心——相信身體有自然療癒的力量。一旦有信心，就會付諸行動，用心行動的過程可以體會到樂趣，這個樂趣會加強信心，最後能夠循序漸進克服困難。所以信心、行動、樂趣，可以說是實踐自然骨科的三個心法。

自然骨科的三個口訣

　　自然骨科的鍛鍊有三個口訣，分別是：「回歸中線伸脊柱」、「用心鍛鍊重複做」，與「每時一分展向上」。

1.回歸中線伸脊柱

　　人體解剖學，是由胚胎學發展而來，由於我們是脊椎動物，又有一個巨大沉重的大腦，加上直立之後，脊椎在頸椎及腰椎產生兩個自然的前凸曲線。現代人因為長時間低頭使用手機，導致

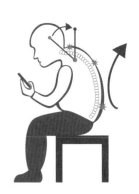

頸椎前凸曲線變直、甚至前凸曲線變成後凸曲線，則沉重的頭部向前傾斜，肩頸肌力不足就會造成痠痛。

所謂的回歸中線，除了在《健康金三角養生法》一書中提到的鼻子對肚臍與兩腳合併的「正中線」之外，還有耳朵對肩峰與足外踝的「側中線」。回歸正中線可以減輕脊椎側彎，回歸側中線則可以減輕脊椎前傾。盡力伸展脊柱，能夠同時回歸正中線及側中線，可以讓身體更高，不單可以改善肩頸痠痛，增加柔軟度，還會讓人更有自信。

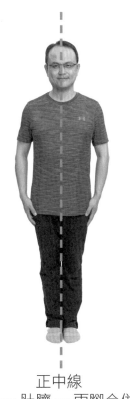

正中線
（鼻 — 肚臍 — 兩腳合併）

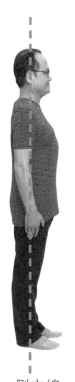

側中線
（耳朵 — 肩峰 — 足外踝）

對於心理層面，美國知名心理學家艾美・柯蒂（Amy Cuddy）在一場 TED 演講中指出，姿勢可以表現內在心理狀態，身體愈是處於展開的狀態，人們將愈有自信、愈快樂，因此鼓勵人們盡量讓身體伸展開來。在課堂上也可觀察到，對學習愈是好奇的學生，愈是昂首聆聽。一個參與度高的人，舉手投足間，身體也處於比較擴張的狀態，如喜歡張開手臂、舉手發問、站著發言等。就生理層面來説，身體擴張會讓內分泌、自律神經都比較平衡。

Amy Cuddy 的
TED 演講

2. 用心鍛鍊重複做

得知自然骨科療法的觀念，還要付諸行動多加鍛鍊。知行合一，才能達到實際效果。身體疼痛多因氣血不通，經絡循環不良。所謂「通則不痛，痛則不通」，比方頭髮打結了，需要經由每天梳理將打結處梳開。同樣地，自然療法的鍛鍊若每天做，也可以打通淤塞的氣血。俗話説「貪多嚼不爛，一招熟勝於千招會」，鍛鍊的意義在於「簡單的動作重複做」，你可以先挑一招重覆練習 21 天，讓它變成生活習慣，進而增進生活品質。

自然骨科療法重視用心體悟。當你在進行鍛鍊時，要

用心靈跟自己的身體對話。我常跟病人分享，疼痛不是身體在跟你作對，而是身體在跟你講話，疼痛是一個警訊，身體藉由疼痛跟你對話，你是不是應該用心聆聽呢？因此，做動作的同時要專心，用心觀照身體的每一部分。體會身體的變化、身體的感覺，進而真正了解自己的身體，你將有豐盛的收穫。

重複鍛鍊同一個動作，一回 10 次，一天 5 回，經過三週大約 1000 次的重複，身體的骨骼肌（又叫做隨意肌）會隨著意念產生記憶，自然端正身體姿勢。用心重複做，專心將意念灌注到隨意肌上，用意念引導動作，達到身心合一的狀態才是鍛鍊。專注用心可以活化大腦，領悟樂趣防治失智，所以自然骨科療法也可以說是開發身體潛能的養生之道。

3. 每時一分展向上

◆ 每時一分

從「知道」到「做到」，最寶貴的成本是「時間」，「沒有時間保養」是患者們最大的病因。試想若一輛車子都不保養，有一天路邊拋錨進廠修理，花費的時間金錢往往很可觀。保養比修理更容易，這是預防重於治療的概念。

自然骨科提出的解決方案，是希望人們在日常生活中，至少每小時花一分鐘，伸個懶腰，猶如整點報時。一般而言，一天中的清醒時刻約有 15 小時，因此至少有 15 次的伸展機會，每次伸展時間一分鐘，一天總計 15 分鐘。一天是 24 小時共 1440 分鐘，15 分鐘大約只占百分之一的時間成本。

臨床上我也常建議患者，在每日早起後、三餐飯前、睡覺前做伸展，一共 5 回，每回做 3 分鐘，這樣總計也是 15 分鐘。

做伸展的時候要用心和身體對話，如同古代的聖徒，隨時舉起雙手誠心禱告。所謂的健康，就是生命中有生活品質的時間。這樣的用心伸展鍛鍊，絕對不是浪費時間，而是儲蓄有生活品質的時間。臨床經驗而言，一天當中分多次、短時間做，比只做一次、維持長時間的效果更好，原因可能在於前者能讓人對於身體隨時保持平衡有較高的知覺度，這道理就如同持續性小額存款比一筆大額存款更容易執行。

◆ 展翅向上

現代人時時與手機電腦相伴的生活形態，讓人低頭久坐，造成肩、頸、腰、背痠痛，自然骨科的解決方案，根源於解剖學，讓我們從同是脊椎動物的禽類──老鷹的背

闊肌群得到一些啟發。

但那等候耶和華的必重新得力。 他們必如鷹展翅上騰； 他們奔跑卻不困倦， 行走卻不疲乏。

—— 以賽亞書 40:31

身體結構上，人和獸類、禽類不同，人類只用兩個下肢行走跑步，所以不能如同馬匹奔跑不困倦，兩個上肢負責抓拿物品，所以不能如同鳥兒向上飛騰。由於人類和禽獸都是脊椎動物，所以在骨骼肌肉的結構上有相同的道理，我們可以做一些模仿動物的動作，以達到訓練骨骼肌肉的目的。鷹的飛翔，需要有強力的背闊肌，在於上背及膀臂的快速拍動。模仿鷹展翅的動作，就是要鍛鍊上背及膀臂的肌肉，作用在於令人能夠抬頭挺胸，增加呼吸量，避免肩頸疼痛。

鷹展翅是本書的核心動作，仰望天空，振翅高飛，不論心靈上、身體上都能夠天天向上，日日更新！

自然骨科的自癒地圖

如鷹展翅飛翔之時，鷹眼可以看見地圖全景，利用自癒地圖的四個象限，可以一覽無遺地了解每個動作的作法及作用。

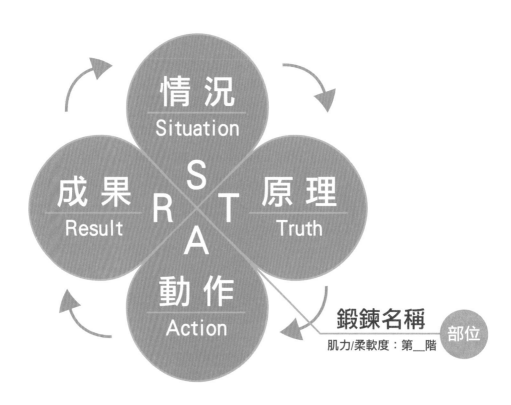

自癒地圖的四個象限如同幸運草有四片葉子：

第一片葉子叫：Situation，情況：什麼情況下需要？

第二片葉子叫：Truth，原理：為什麼會發生？

第三片葉子叫：Action，動作：怎麼做？

第四片葉子叫：Result，成果：有什麼好處？

　　四片葉子的第一個字母分別是 S、T、A、R，「LUCKY STAR」也是也就是幸運之星的意思。

　　自癒地圖的目的在於將每個動作內化於心。文字可以引導思考，每個動作的要點文字，按照思考順序排列於四個象限。記憶術中，所謂有位置就有記憶，有順序就有記憶，有動作就有記憶，有分享則可內化記憶。自癒地圖本身就是一個教學方案，讓所有的學員能快速記住要點，了解狀況，知道原理，動作確實，達到效果。記憶力有助於身體的行動力，最重要的是利用文字幫助思考，增加樂趣體會，有深刻的樂趣自然會與人分享。所以自然骨科的鍛鍊，不僅是鍛鍊筋骨，也鍛鍊了大腦和身體手腳末梢，可以增加記憶力，更是可以和朋友們分享的生活樂趣及生活習慣。

自然骨科的治療指標

　　自然骨科的治療目標是讓我們身體能夠站得更久、走得更遠、提升生活品質。目前健康檢查有多項指標做為基準，例如血壓、血糖、心跳等檢查數據，但人體健康與否不應該只看這些檢查數據，還應該包括身體的柔軟度與肌肉力量的綜合評量指標。

　　自然骨科療法的指標就是「伸身長」，這個數據可以評估身體柔軟度及肌肉力量的整體表現，凡是努力鍛鍊的患者，伸身長增加 2 至 4 公分之後，疼痛的症狀就能得到緩解。當然，患者體重及身高的變化，也是一個重要的治療指標。

1.伸身長

　　這是一個簡單的全身伸展長度測量，定義為身體站立時，雙手抬高，全身伸展到最長的垂直高度。在診所用身高計測量病患腳底到中指指尖的長度，做為每次回診的治療指標。臨床試驗而言，經過 3 週的訓練，許多身體疼痛的患者，伸身長可增加 2 公分，表示關節展開，肌肉撐開，

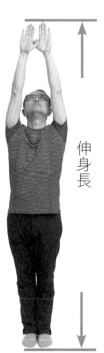

伸身長

氣血通暢，自然遠離疼痛。因為勤做「回歸中線」的患者，伸身長增加是患者自身努力的成果，也是診所教學的成就。這是診所治療的 KPI（key performance indicator）。每次測量時皆會鼓勵患者努力向上，拉開身體的垂直高度，為自己的內臟增加生存空間，讓氣血更加通暢。

2. 體重

體重的控制是維持健康時一個很重要的環節，對下肢水腫的患者而言，體重的下降代表水腫進步了。對於脂肪過多的患者來說，體重的下降代表脂肪能夠代謝，肌肉量增加，此時再給予軟骨的再生注射，患者的治療成果會更為豐碩。

體重和體型與身體組成（body components）有關，身體組成分成骨骼、肌肉、脂肪三大部分，骨質密度高，肌肉量及緊實度增加，如此增加的體重才有助提高生活品質。脂肪量減少才是有意義的減肥，特別是內臟脂肪量減少，目標是腰圍回到身高的一半。

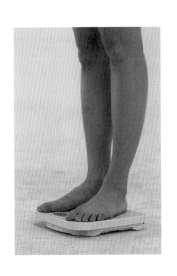

3. 身高

　　成年人身高的變化和脊椎的端正息息相關。因為姿勢的端正會拉開脊椎的壓迫，若身高比年輕時減少 3 公分以上，表示骨質疏鬆造成脊椎壓迫變形，脊椎變形造成腹部器官壓迫，而有疝氣、便秘、尿失禁、子宮脫垂的情況。一旦身高增加，內臟生存空間增加，身體自癒力也增強，疼痛也會隨之減少。

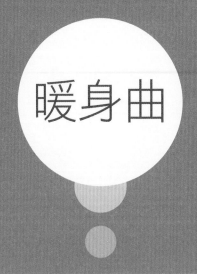

暖身曲

鷹展翅

暖身曲 鷹展翅

　　講到運動，很多人都說沒有時間，或是一聽到就聯想到複雜費力，有時候又怕汗流浹背身體反而不舒服。自然骨科有一項鍛鍊動作，只需一分鐘的時間，即可感受鍛鍊後更多氧氣進入身體以後的舒暢感，那就是鷹展翅。

　　在開始深入閱讀本書之前，邀請你先深吸氣，吐氣時發出鷹（一ㄥ）的聲音，做一次鷹展翅的動作，猶如合唱團的發音練習，氣長最少維持 15 秒。做完三次鷹展翅之後，體會身體的變化，當感受到肩膀鬆了，脖子不痠了，你將會對接下來的內容更有興趣。

　　鷹展翅，是從八段錦第一招和第二招變化而來的結合體，也可說是簡易體。八段錦第一招「兩手托天理三焦」講的是人體垂直姿態的鍛鍊，第二招「左右開弓似射鵰」則是水平姿態的鍛鍊，我們結合兩個動作，發展出鷹展翅的動作。利用肩膀的揮動，同時向上也向兩側伸展，不但伸展而且揮動，以鍛鍊肌力。更重要的是運氣發音的部分，伸展喉嚨發出鷹（一ㄥ）的聲音，將胸腔橫膈膜如同撐傘般打開，如此也是核心肌群的強化運動。因為深吸一口氣

之後，發出一個 15 秒以上的長音，深吸氣後長吐氣加上發音共振，可以讓身體的含氧量增加，減少肌肉因為乳酸堆積而造成的疼痛。

伸展姿勢可以讓身體伸展開來，對於身心有正面影響。手臂張開向天仰望，不僅是開心的姿勢，也是勝利的姿勢，同時也是祈禱的姿勢；可說是自然骨科鍛鍊的第一式，請大家開始吧！

做法：

1. 雙手打開超過耳後，超過耳後肩胛骨自然會夾緊，手臂往上呈 90 度，臉微微朝上約 15 度。

2. 先深吸氣，接著雙手上下擺動，如老鷹揮翅。

3. 長吐氣，同時發出「一ㄥ」的聲音，愈長愈好。

4. 每次發音至少超過 15 秒，重覆做 3 次為一回，一天至少做 5 回。

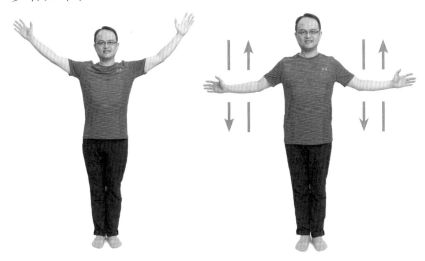

第1章

自然骨科
四要點

自然骨科理論根源於西醫的解剖學及中醫的經絡學。實際運用在患者身上，由最內部的骨頭到最表層的呼吸共有四個要點，那就是「骨要正、筋要軟、肉要力、氣要長」，四者緊密相連、缺一不可，只要其中一項失去平衡，人體就容易產生氣血循環的阻塞，發出疼痛訊號，產生肌肉疲勞，造成生活不便。

「骨要正、筋要軟、肉要力、氣要長」不僅呼應人體自然結構，也是身體自癒修復的基礎，幫助身體恢復健康，遠離痠痛。自然骨科提倡的鍛鍊動作以及輔助工具，都能增強這四個要點之間的互動平衡。

一、骨要正

「骨要正」，顧名思義即指骨骼要端正，並維持在平衡的位置。怎樣才是平衡的位置？就是回到身體中心軸線，沿著正中線做伸展（traction along the long axis），如此力學才能達到平衡、肌肉才能發揮最佳效率，反之則會引起肌肉緊繃或鬆軟無力。人體工學骨架結構由地基足部，經過膝蓋、骨盆、脊椎、肩頸一直到頭頂，成為一個完整的兩腳直立結構，而我們在日常生活中的坐臥立行，

姿勢變化之時，容易造成骨架的歪斜。

足部骨架端正

人體共有 206 塊骨頭，其中雙足共有 56 塊骨頭，占四分之一強，雙足猶如人體的地基，要維持骨架端正，第一重要需從雙足做起。

原本在自然的環境中，柔軟曲面的足部擁有吸震力及抓地力，適合踩踏泥土、草地、樹根、石頭等天然地面。但是現代人生活在又硬又平的人工地面上，單向的反作用力，造成骨架變形，例如拇趾外翻、扁平足、高弓足、足部內八或外八變形。加上長時間穿鞋，腳趾不用抓地造成肌肉萎縮，許多流行的鞋型和腳型不合，造成足部壓迫變形。種種因素，讓現代人的足部變形日益嚴重。

足部骨架結構有內足弓、外足弓、前足弓等複雜的構造，可以吸收震動及儲蓄彈力，足部的骨架變形，會引發足部的疼痛，也容易造成膝蓋磨損，骨盆歪斜，脊椎側彎，就如同骨牌效應一個接著一個變形磨損。所以在自然骨科的觀念中，特別著重於足部骨架的矯正、肌力訓練，讓壓力平均以減少足底硬皮的產生。在足部骨架矯正及保護的過程之中，身體的生物力學與地面的反作用力得到平衡，

不但使足部的疼痛得以緩解，全身的痠痛也能獲得改善。

　　足部的保護與矯正，就如同牙齒矯正，需要長時間使用骨架矯正鞋墊及輔具，而且需要專業人士的追蹤調整。矯正鞋墊的製作有三個原則：

1. 回歸平衡骨架（bring back to balance）

　　將變形尚未固定的骨架變形回復到平衡的位置，先阻止足弓繼續塌陷，便能減少疼痛，促進循環。例如在湧泉穴的位置放置水滴型的前足弓支持墊，可以阻止前足弓的塌陷，但是支持墊的厚度需要追蹤調整，以免因為過度矯正而造成疼痛。

2. 填滿空缺（fill up the gap）

　　兩足的相對位置會因骨盆傾斜旋轉、膝蓋的伸曲而造成所謂的功能性長短腳，這時要在短腳填入高度支持墊，依照高度變化追蹤調整厚度。

3. 全接觸（total contact）均衡壓力

　　全接觸是天然的地面與足弓面的接觸方式。全接觸可

以增加底面積,均衡足部壓力,自然減少疼痛及足部硬皮。

從自然骨科的治療角度,建議患者尋求有臨床專業的醫療院所,進行測量,客製化適合個人的鞋墊,最重要的是患者必須進行評估、回饋之後再調整。在我的診所中,我還會要求患者每日花五分鐘,做我所設計的「富足運動」以增加足部的肌肉力量、柔軟度及靈活度。這就如同戴上矯正牙套之後要學習如何刷牙一樣。更重要的是每三個月到半年的定期追蹤,至少追蹤五年,當身體的疼痛減少,肌力及柔軟度恢復之後,長短腳可以恢復正常,屆時鞋墊的調整內容也要改變。

總之,足部矯正的成功三要素,一是醫師臨床判斷及追蹤,二是患者骨骼肌肉的綜合鍛鍊,三是鞋墊的外型材質及專業製作的技術,三者缺一不可。

膝蓋全然伸直

骨架矯正鞋墊第一重要是足部,第二重要是膝關節。膝關節的骨架矯正鞋墊有三個方面,説明如下:

1. 軟骨磨損造成 O 型或是 X 型變形

針對膝關節退化軟骨磨損造成的 O 型膝,必須依照不

同的角度在足底內側加上楔型支持墊。可以藉由腳底反作用力方向的改變,讓膝關節壓力減少。反之如果是 X 型膝,則要在足底外側加上楔形支持墊。改變的角度不能操之過急,必須在臨床上謹慎追蹤。

2. 膝關節不能伸直造成長短腳

膝關節不能伸直,會造成走路時腳尖先著地,步態不平衡,肌肉容易疲勞疼痛。膝蓋不能伸直時要在變短的足部使用高度支持墊,依據臨床變化調整厚度。通常在患者膝蓋消腫之後,可以完全伸直膝關節時,便可在門診移除高度支持墊,以確保骨架平衡。

3. 足弓塌陷造成膝關節過度內旋轉而磨損軟骨

在這種情況下,應使用全接觸矯正鞋墊,提供足部更多的支持,減少因為足弓塌陷造成的旋轉扭力,這樣的旋轉扭力對於膝關節的半月板、關節軟骨、內側皺襞都有負面影響。所以要治療膝關節退化,先要矯正足弓,當擁有了穩固的地基,才能提供關節軟骨再生修復的穩定環境。

總之,膝關節的專業測量及調整,和骨架矯正鞋墊的調整息息相關,並不是只用電腦掃描足部壓力就能做好矯

正墊，而是要將膝蓋、骨盆、脊椎的骨架平衡一併納入綜合考量。

骨盆旋轉端正

骨盆是脊椎和下肢的交會要處，是身體的中心位置，也是排泄生殖的管路要道。所以骨盆端正平衡，與全身肌肉骨骼、消化吸收及生殖內分泌都有密切關聯。但是人體走路兩腳長短不一，或坐時蹺二郎腿，都會造成骨盆旋轉傾斜比一般四肢著地的獸類嚴重。骨盆的歪斜會造成下肢功能性長短腳，骨架不平衡造成肌肉力量容易疲勞。通常長腳的壓力較大，容易產生肌肉疼痛。所以追求骨盆的骨架平衡，要養成良好的生活習慣，避免對骨架平衡有害的動作，例如：站立時避免三七步，坐著時避免蹺二郎腿，走路時避免臀部搖擺等。

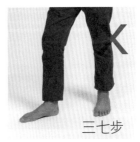

三七步

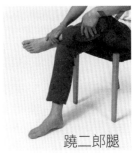

蹺二郎腿

另外有助骨盆矯正的核心動作之一，可以參考《健康金三角養生法》一書中的「抱膝正脊」（第 186 頁）。

抱膝正脊

脊椎曲線平衡

原本脊椎動物的脊椎發育是一個如同魚骨般呈現 C 形的後凸曲線，但是人類發展出一個很重的大腦再加上直立行走，所以在頸椎及腰椎處產生前凸的自然曲線。人體的側面平衡是 S 波浪形，頭部由頸椎支持，頸椎前凸，胸椎後凸，腰椎前凸，薦椎後凸。這個天然的曲線是解剖學與生物力學的精密傑作。剛柔並濟的脊椎，能堅固地保護神經組織，

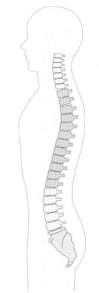

脊椎的天然曲線

同時又能夠在我們行走時用椎間盤及椎體的互動吸收地面的反作用力，讓大腦能夠平靜地處理訊息。人年輕時不常發生腰痛，因為那時的身體曲線都還在，椎間盤吸震力強。老化之後，柔軟度減少，曲線變形，變成低頭族、駝背公的時候，肩頸腰背痠痛就隨之而來。

當我們量身高時，會發現通常早上量起來比較高，下午比較矮，這是因為脊椎有 23 個具吸震功能的椎間盤，如果每個椎間盤貢獻 0.1 公分，加起來就有 2.3 公分的吸震力。年輕時椎間盤富含水分，吸震力強，睡覺時脊柱沒有壓力，椎間盤較厚，起床後因為重力漸漸開始壓縮脫水，因此到了下午，身高會減少 1 至 2 公分。

到了年老時，椎間盤因脫水變短，吸震力下降，加上前曲變形的姿勢，以及骨質疏鬆造成的骨折，就會讓身高變矮。比年輕時變矮超過 3 公分以上，表示脊柱變形、骨質疏鬆。所以不論老少，多做「鷹展翅」伸展操，鍛鍊肌肉力量，對抗地心引力，是維護脊椎曲線的最好方式。

肩膀水平挺起

肩膀的高低和坐姿歪斜、呼吸淺，以及慣用手有關。

坐姿的歪斜，會造成肩膀失去水平，肌肉的張力不均勻，就容易緊張疲乏。由於久坐會引起腰椎前曲，造成椎間盤壓力增加，所以端正而且平衡的坐姿可以減少腰痛和肩頸痠痛。

呼吸淺會造成氧氣不足，由於提肩胛肌不但是維持姿勢的肌肉，同時也是協助呼吸的肌肉。呼吸淺，就如同沒有充飽氣的氣球，容易有肩膀一邊高、一邊低的情況。如果常常保持深呼吸，就可以保持肩膀水平挺起。

生活上，人有慣用手，而這些累積的動作也會造成左右肩膀的高低與肌力的不平衡。比方說，從事網球運動者，其慣用手會比較粗，也會因為肩膀肌力的不平衡造成肩膀高低。這些都會造成肩頸痠痛，所以做重量訓練時要加強非慣用手的鍛鍊。

頭頂懸如量身高

頭部的位置決定了身體平衡，向前傾斜的頭部會造成頸部後方肌肉群的痠痛，向後傾斜的頭部會有向後傾倒的壓力，而向左右斜的頭部則會造成內耳的不平衡及頸部的痠痛。

要如何讓頭部回到中軸線呢？有個很簡單的方法叫作「頭頂懸」，也就是想像在頭上有一條細懸線將頭頂向上拉，左右前後各方向的力量是平衡的。這樣的具體生活經驗是如同在「量身高」的時候，我們會有意識地將身體的每一個關節盡可能地向上延伸，希望能夠量到最高點，在日常生活中，用「頭頂懸如量身高」的意念，可以幫助你保持頭部姿勢的端正。

總之，骨架要端正，先以足部矯正為第一優先，接下來是膝關節伸直與骨盆肩頸平衡，最後用意念做頭頂懸，讓身體進入一個骨架平衡而且放鬆的狀態。

二、筋要軟

　　肌肉和肌腱的差異，就如同牛肉和牛筋的差別，紅色牛肉大塊柔軟，白色的牛筋小塊而堅硬。肌腱就是紅色肌肉纖維束集結成一個強而有力的白色堅韌組織，跨過關節，連接到骨頭的端點，進一步驅動關節的活動度。

　　健康的肌肉講求結實有力，健康的肌腱強調柔軟的延展力，能夠增加關節的活動度，減少關節的壓力，所謂「筋縮則骨錯」，指的是因為筋的攣縮，會造成關節的壓力增加，活動度減少，更嚴重的則造成骨頭的錯位，進而導致循環不良造成疼痛。

　　因此，拉筋保持關節柔軟度很重要，所謂「筋長一寸，壽延十年」，因為拉筋可以保持關節活動度，增加呼吸量，增加內臟的生存空間，不但能減輕疼痛，也可延年益壽。

拉筋鍛鍊三原則

　　筋要軟的鍛鍊原則有三：

1. 相反方向

由於關節活動本來是伸曲雙向，若單方向的動作停留過久，就會造成筋膜縮短。例如久坐曲膝的動作，會造成膕後肌攣縮，導致膝蓋無法伸直。所以膝蓋拉筋的重點是往平常彎曲的相反方向，也就是膝蓋伸直的方向。

2. 溫柔持續

生物力學上，筋有「壓力鬆解」（stress relaxation）的特性，也就是說，持續的壓力在經過一段時間之後，筋內部的結構鬆開，壓力也減少。所以拉筋時切忌暴力，因為朝反方向強拉會損傷關節的韌帶軟骨。冰凍三尺非一日之寒，要用溫柔而堅定的力量，持續拉筋，第一次找到微痠的位置，持續 15 秒，放鬆 5 秒。第二次，再加一點力找到進一步微痠的位置，持續 15 秒，放鬆 5 秒；如此進行 3 至 5 次。溫柔漸進的持續力量，才能達到成果。

3. 關節活絡

由於肌肉經過肌腱驅動關節，所以關節的活動度和筋的柔軟度息息相關。拉筋之後，要盡量地使關節活動度達到充分的伸展及屈曲。例如，阿基里斯肌腱拉筋之後，足

踝向上及向下的活動度可以更完整，能夠增加關節軟骨的代謝循環。

　　總而言之，拉筋的終極目標，就是擁有柔軟的筋骨、靈活的關節、通暢的經絡，自然遠離疼痛！

　　接下來我們從腳底到頭頂，分別描述臨床常見需要拉筋的狀況。

常見須拉筋部位

腳趾伸曲
靈活

　　腳趾頭因為被鞋子包住，所以活動度受限，再加上平時的使用機會較少，因此在臨床上常看到腳趾的變形攣縮。常見狀況有以下三種，必須用「向反方向拉筋」的原則，來訓練筋的柔軟度：

1. 拇趾外翻：要向內側拉筋，讓外翻變形的狀況停止惡化。
2. 杵狀趾：是趾尖向下攣縮，所以要向上拉筋。
3. 爪狀趾：是波浪形的變型，所以在前足弓的位置要向上拉筋，趾間關節的位置要向下拉筋。

　　這些拉筋的動作，共同的原則都是沿著腳趾骨架排列的長軸伸展拉長，如此一來，不但可以拉筋，還可以將半脫位的關節復位，減輕疼痛。

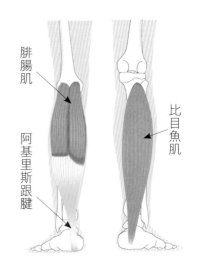

腓腸肌

比目魚肌

阿基里斯跟腱

阿基里斯跟腱

阿基里斯跟腱是足後方最大、最強的肌腱，它控制了踝關節，承受體重 7.7 倍的力量。由於阿基里基腱的源頭有兩個大部分，比目魚肌只有在脛骨上，腓腸肌是由股骨遠端，跨過了膝關節，再去控制踝關節。由於跟腱在走路時將足跟提起、足部向下，進而推動身體向前。所以拉筋的方向要足部向上，足踝向上伸展之外，也要將膝關節完全伸直，才能在深層拉開阿基里斯跟腱。拉開阿基里斯跟腱的指標是可以做到腳跟著地完全蹲下，這也代表下肢所有關節的活動度都是健康而完整的。

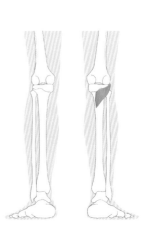

膕後肌腱

膕後肌在膝蓋後方，久坐時，膝關節彎曲，造成膕後肌腱的縮短，使得膝蓋無法完全伸直，不但膝關節會疼痛，也會影響背部的肌肉。因為背部的膀胱經，在膕後肌部位的委中穴，是治療背痛的要穴。所謂「腰背委中求」，臨床

上，背痛的患者，如果膕後肌腱攣縮，躺臥時拉筋，踝關節與小腿呈現 90 度，身體與大腿呈現 90 度，此時大腿與小腿的夾角就是膝關節的柔軟度，由膝蓋彎曲 90 度開始，慢慢伸展，目標是完全伸直為 180 度，膕後肌腱拉筋，是治療膝痛與腰痛的重要自我鍛鍊。

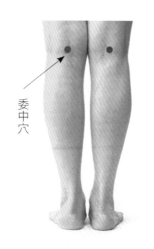

委中穴

如果阿基里斯肌腱與膕後肌腱要一起拉筋，可以站立在半圓拉筋器上，利用身體的重量，踝關節、膝關

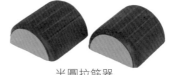

半圓拉筋器

節，一起拉筋，可以幫助背後膀胱經的經絡通暢，膀胱經通暢可以協助身體的排毒，下肢靜脈回流，淋巴循環增加，下肢水腫改善，疼痛減輕，這就是所謂的「通則不痛」。

髂脛肌束

髂脛肌束的部位是在大腿的外側，也就是中醫所謂的「膽經」。髂脛肌束的筋膜過緊的時候，會造成走路時腳步的外八步態，患者可以發現自己的鞋後跟外側磨損比內側嚴重。外八的步態，不但造成鞋子不均勻的磨損，也如同汽車的前輪定位歪斜一樣，會造成膝蓋軟骨旋轉性的磨損。所以要治療膝

痛的患者，我們會強調髂脛肌束的
敲打鬆筋，可以讓脛骨平台的外旋
減少，進而減少膝關節軟骨的壓力。
髂脛肌束的敲打就是所謂的「敲膽
經」，這是中醫重要的養生功法！
由於「肝主筋，肝膽互為表裡」，
所以敲膽經可以藉由這些穴位的刺
激進而調整內臟功能，而使筋骨健
康。臨床上要如何鬆開髂脛肌束
呢？一開始，筋膜的緊繃會造成敲
打時的疼痛，然而疼痛會隨著筋膜

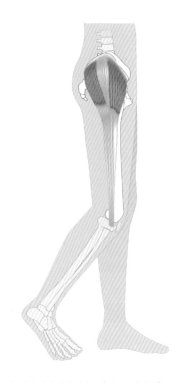

的鬆動而逐漸好轉，這時候再加強深度的筋膜按摩。循序
漸進，逐步加深，可以讓肌束的柔軟度增加。

股四頭肌腱

股四頭肌是大腿股骨
前側的肌肉群，有四
個肌肉群，所以叫作
股四頭肌。股四頭肌負責膝關節的
伸直，是人體站立走路時，不可或
缺的力量來源。但是由於久坐的生
活型態，造成了髖關節及膝關節的

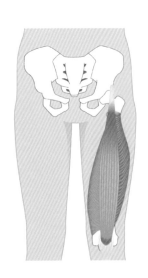

長期彎曲，股四頭肌之中的股直肌，從骨盆跨越髖關節直到膝關節。如果股直肌攣縮，會造成髖關節向後伸展的活動度下降，身體前傾，而造成步態不穩。這也是許多久坐的患者需要做的拉筋動作。我在診所中跟患者建議的「人魚拉筋」（詳見本書第 120 頁），其設計就是針對股四頭肌，特別是股直肌所設計的動作。拉筋之後可以感受到骨盆平衡，腰部更挺直，髖關節活動更加靈活。

背闊肌腱

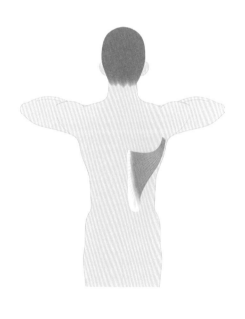

背闊肌原意是背部最寬闊的肌肉，當雙手抬高過頭的時候，可以做到背闊肌的拉筋，牽動下背部脊椎的筋膜幫助挺胸，也可以促進手臂腋下的淋巴系統的循環，不但要拉筋，更要按摩揉開所有的痛點，因為「通則不痛」，痛點就是阻塞點，輕微疼痛時揉開，就不致於讓肌肉結成硬塊形成激痛點（trigger point）。

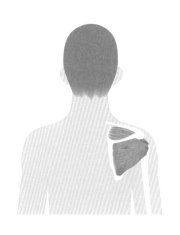

| 旋轉
肌袖 | 旋轉肌袖是肩膀動態穩定的重要肌肉群，平時的肩膀拉筋動作 |

旋轉肌袖是肩膀動態穩定的重要肌肉群，平時的肩膀拉筋動作就是要保持肩膀最大的活動度，可以 360 度全方位地靈活旋轉。動作的原則是在痛點要做停留，漸漸地將沾黏的筋膜撐開，千萬不可急躁而使用暴力，否則會造成旋轉肌袖受傷而更加嚴重。最簡單的鍛鍊動作是「翻掌轉臂」（第 94 頁），隨時隨地都可以做。

| 頭皮及
頸部筋膜 | 頭皮和頸部的筋膜相連，頸部的筋膜張力過大會造成常見的壓力性頭痛（tension headache） |

頭皮和頸部的筋膜相連，頸部的筋膜張力過大會造成常見的壓力性頭痛（tension headache），壓力造成筋膜的循環不良，而造成疼痛。由於頭皮的筋膜在整個解剖列車（anatomical train）的概念之中一直連接到腳跟，在中醫的概念之中膀胱經絡也是從足底到頭頂。而且膽經也從小腿的外側一直通到頭皮的外側，所以在按摩頭皮時可以將雙手打開，指尖微曲，從額頭向後用手指梳頭皮，凡是有痛點就加以揉開，一直沿著髮線到耳後，然後再順著頸部的側面回到咽喉前方的鎖骨。這個動作可以幫助頭部的血液循環，提振精神，對於長期伏案低頭的工作者，是一個自我按摩舒通經絡的好方法。

三、肉要力

肌力提升生活品質

「肉要力」的肉是指肌肉，也就是結實的瘦肉；力則是指肌耐力及爆發力。肌肉力量和生活品質息息相關，例如手提重物時，一開始沒有大礙，但幾分鐘後手臂卻開始痠痛，這就表示肌肉耐力不足。然而肌肉力量可以經由鍛鍊而增加，結實的肌肉能夠「舉重若輕」，提升生活品質。

肌肉三種類

人體肌肉就組織學而言，可分三種，第一種叫做心肌，亦即心臟的肌肉；第二種叫做平滑肌，指內臟肌肉，如腸胃等；第三種叫做骨骼肌，指附著在骨骼上面的肌肉。

心肌跟平滑肌也稱為不隨意肌，也就是不能隨大腦意志控制的肌肉；骨骼肌則稱作隨意肌，就是可隨大腦意志控制的肌肉。所以骨骼肌是人體唯一能夠鍛鍊的肌肉，但有時鍛鍊骨骼肌的時候，心肌、平滑肌也會得到鍛鍊。如運動時，心跳會加速、走路時腸胃會蠕動等。

肌耐力與爆發力

在顯微鏡下，人體隨意肌是由不同比例的白色快肌纖維和紅色慢肌纖維所組成，快肌主導爆發力，慢肌主導肌耐力。通過運動訓練可以改變肌肉的特性，例如短跑的選手，快肌較發達，爆發力好，長跑的選手慢肌較發達，肌耐力好。就日常生活而言，我們需要在身軀的部位例如腹肌、背肌的鍛鍊強調「肌耐力」以維持姿勢端正；在四肢的鍛鍊強調「爆發力」，手腳反應快速靈活，應對環境變化，能夠保護自己。就算是同一個動作，追求持續秒數增加的，就是鍛鍊肌耐力，例如深蹲可以持續 30 秒，就比 15 秒更有耐力。而同一段時間，可以重複的次數越多的，代表爆發力越強，例如 30 秒內可以籃球背後運球 50 下，就比 20 下更有爆發力。

肌少症與骨鬆症

如果肌肉缺乏鍛鍊，就會造成肌肉量下降、肌肉鬆弛、肌力降低，而成為「肌少症」。隨著高齡社會的到來，「肌少症」成為熱門議題，肌肉減少會造成各種失能，與死亡率也大有關係，目前台灣老人肌少症盛行率約 3.9% ～ 7.3%。嚴重的肌少症也合併骨質疏鬆，骨密度的減少其實和肌肉量的減少有正相關。所以鍛鍊肌肉力量，不但能增

加肌肉量，也能增加骨密度。自然骨科強調全身肌肉及骨骼系統的綜合鍛鍊，讓身體的組成在骨骼、肌肉、脂肪三大部分之中，增加肌肉量及骨密度而減少脂肪量，特別是內臟脂肪的減少。

肌肉量與脂肪量

同樣的體重之下，肌肉量增加、脂肪量減少，可以增加身體的基礎代謝率，因為一克的肌肉是一克脂肪基礎代謝率的 30 倍。如果肌肉量增加，基礎代謝率上升，身體不但變得結實，也比較不容易復胖。肌肉和脂肪都是身體儲存能量的組織，由於肌肉的生長需要靠運動來增加肌肉的血流量，進而增加肌肉對於胰島素的敏感度，讓血糖能夠進入肌肉細胞，合成肌肉蛋白質，所以肌肉要負擔重量才會長大。另一方面，脂肪則不需運動就能夠利用血糖合成脂肪，所以在脂肪的堆積上，比起肌肉的鍛鍊更不費力氣。在現今的久坐時代，內臟脂肪堆積十分容易，啤酒肚普遍多於六塊腹肌，因為脂肪不必負擔重量也會長大。

肌肉萎縮與關節活動

肌肉萎縮是指肌肉外形的變化，萎是變細，縮是變短；也就是測量肌肉最粗部位的周長是否變細，測量關節是否

因為肌肉的縮短而造成活動度下降。肌肉的萎縮會造成關節韌帶及軟骨的受傷，進而發生關節疼痛，而關節疼痛又會導致行動力下降，更進一步造成肌肉萎縮的惡性循環。肌肉在收縮的時候，其中的腔室壓力會增加，血液的灌流會減少，造成缺氧而乳酸堆積。所以肌肉收縮持續一段時間之後，一定要舒張放鬆，讓血液循環，氧氣進入，這也是按摩能夠緩解肌肉痠痛的原理。

分區肌肉力量的鍛鍊

身體的肌肉群大約分成三大群：[上] 上肢肌肉群、[中] 中軸肌肉群、[下] 下肢肌肉群。大致而言，上肢肌肉群的訓練重點是快速反應速度及柔軟度，因為上肢要做許多精細的動作；中軸肌肉群的訓練重點是肌耐力及緊實度，因為中軸肌肉要維持胸腔及腹腔的內臟功能；下肢肌肉群的訓練重點是肌耐力及關節活動度，因為下肢要維持站立及走路的功能。

至於如何鍛鍊，請見第二章，「自然骨科運動：肌力與柔軟度鍛鍊」，會有詳細的介紹。

四、氣要長

用心呼吸

氣要長指的是每次呼吸的時間增長而頻律減慢，用心去珍惜而且練習每一口的吸氣及吐氣。輕慢細長的吸氣，輕慢細長的吐氣，在這忙碌的時代，更需要刻意的練習。

現代人生活作息常處於急躁的狀態，趕著上班、趕著接小孩、趕著回簡訊。在急躁的壓力之下，吸氣淺短，沒有認真讓氧氣送到身體各部位；呼氣淺短，不能將二氧化碳徹底排除。事實上，每一次呼吸都牽涉到身體複雜又精密的生理反應，值得我們用心珍惜體會。

人體的呼吸部分受意識控制，部分不受意識控制也就是由自律神經主控，所以用心呼吸是許多修行者用意識調控自律神經的方法。

深吸氣

吸氣的深度和姿勢的端正有很大的關係，當你低頭而且姿勢前傾的時候，呼吸會變淺，無法深吸氣。久坐也會造成呼吸變淺，而深呼吸可以加強我們身體的含氧量，身體不缺氧，就比較不會疼痛。身體要健康，需要更多的氧

氣，更好的循環，進而有更好的代謝。這些都需要深吸氣，加上橫膈膜肌力的訓練，能夠讓深呼吸變成日常生活的習慣，不論談話、唱歌、演講都可以用得到的呼吸技巧。

長吐息

　　長吐息是指著吐氣時間變長，一般而言能夠做到吐氣15秒以上算長。吸飽氣要用橫膈膜將胸腔及腹腔撐開，達到能夠吸飽氣再慢慢吐氣的功能。長吐息也是核心肌群的鍛鍊方法之一。

　　練氣最簡單的方式就是笑，雙手抬高仰天長笑「哈哈哈哈哈」笑五聲，可以增加肺活量，讓吐氣時間變長。為什麼笑會幫助氣長呢？因為笑帶動氣體向上，讓體內的廢氣排出去，雙手向上揚起讓胸腔更開闊，使更多的氧氣進來。臨床經驗上，就核心肌群的訓練而言，仰天長笑的功效比做仰臥起坐還好。因為仰臥起坐的動作是屈曲身體，且容易造成憋氣；而仰天長笑時伸展身體，可以同時達到深吸氣及長吐息，進一步鍛鍊核心肌群。

正面意念

　　「愛笑瑜伽運動」是由印度的醫師 Dr. Kataria 所提倡，「笑不需任何理由」，用笑來當作一個運動。笑的同時將雙手及身體儘量伸展開，這是人類在勝利、快樂、信心時的肢體語言，正面的肢體語言可以驅離心裡的負面情緒，因為大笑的動作對我們的內分泌及腦部的神經傳導物質有著正面的作用。常常大笑幫助許多人治癒了內心的憂鬱，大笑的時間越長久，身體就能分泌越多的快樂神經傳導物質，心情也會越快樂。

　　台灣三軍總醫院婦產部的黃貴帥醫師，致力於推廣愛笑瑜伽，有興趣的人可以參考愛笑瑜伽臉書粉絲頁（https://www.facebook.com/hoha999），在全世界各地找到一起愛笑的同伴。

NOTE

第2章

自然骨科運動：
肌力與柔軟度鍛練

人體之所以會產生痠痛，主要有兩個原因，一是肌肉柔軟度不夠，二是肌肉力量不足。因此，自然骨科療法提供數十種相關的鍛鍊方法，可以解決不同的痠痛。這些鍛鍊的設計原則都是簡單易行、以三分鐘內可做完為主，只需持之以恆，便可收到功效。

本章列舉了 18 項動作，分別針對上肢肩頸、腹部核心、下肢骨盆三大區域，提供有效的「柔軟度三階段」與「肌力訓練三階段」之鍛鍊。如果你的上肢疼痛，可以先做上肢的第一階動作。要自我緩解痠痛的人，可依本章設計的循序漸進系統，緩解痠痛，一般人也可以此為養生保健方式，增加肌肉柔軟度，訓練肌力，為身體儲存老本。此外，還設計了自然骨科的自癒地圖解說，說明每項鍛鍊所包含的情況（Situation）、原理（True）、動作（Action）、功效（Result）。

> 每個部位皆分肌力的訓練與柔軟度的訓練，分為三階鍛鍊，鍛鍊的定義是簡單的動作重複做，用心靈與身體對話，體會當時所需要的次數與強度。

每一階段的鍛鍊，並分為初級、中級、高級三級，當初級的動作，做到感覺輕而易舉，再進階到中級，最後

完成高級重覆次數，便能訓練足夠的肌肉力量及關節穩定度。如此循序漸進，比較不容易發生運動傷害，第二階的動作也需要足夠的重覆次數再進入第三階的鍛鍊。

　　例如上肢的鍛鍊方法中，首先須做第一階的「雙讚頂天」與「八度伸展」動作，當可以做到高級的重覆次數之後，再進到第二階的「蜻蜓點水」與「翻掌轉臂」動作。想要遠離疼痛，避免開刀吃藥，就開始循序漸進做自然骨科的鍛鍊吧！

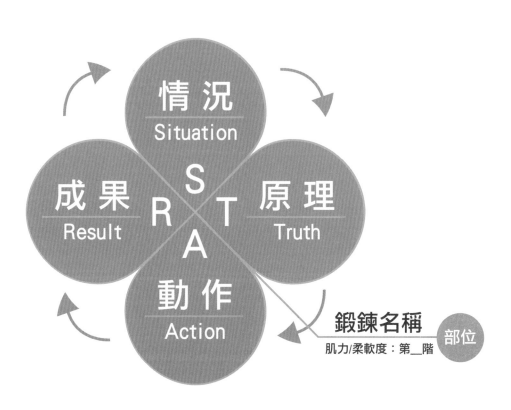

情 況
Situation

成 果
Result

原 理
Truth

動 作
Action

S
T
A
R

鍛鍊名稱　部位
肌力/柔軟度：第__階

上 上肢頸肩鍛鍊

肌力訓練 第1階｜雙讚頂天

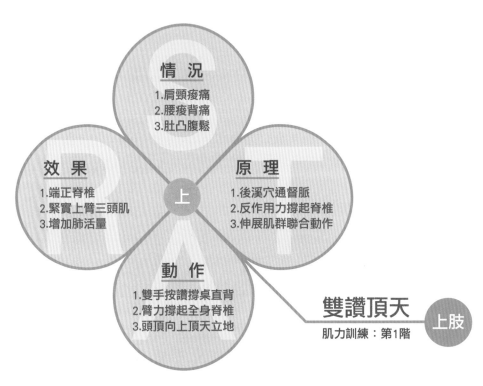

情 況
1. 肩頸痠痛
2. 腰痠背痛
3. 肚凸腹鬆

效 果
1. 端正脊椎
2. 緊實上臂三頭肌
3. 增加肺活量

上

原 理
1. 後溪穴通督脈
2. 反作用力撐起脊椎
3. 伸展肌群聯合動作

動 作
1. 雙手按讚撐桌直背
2. 臂力撐起全身脊椎
3. 頭頂向上頂天立地

雙讚頂天
肌力訓練：第1階

上肢

S 情況

1. **肩頸痠痛**：因為頭部前傾重量，造成肩頸肌肉的疲勞。

2. **腰痠背痛**：因為上半身姿勢不正，造成背部肌肉的疲累。

3. **小腹突出，腹肌鬆弛**：因為久坐蜷曲，造成腹部脂肪堆積，原本三層的腹肌被脂肪撐鬆，所以在鍛鍊腹肌之前，要控制飲食，減少腹部脂肪。

T 原理

1. **後溪穴通督脈：** 手的感情線末端
   在小指的突起是後溪穴，屬小腸
   經通背部脊椎及頭部的督脈，所
   以一旦按壓可以同時收縮小腹，
   想像頭頂的百會穴向上頂天，用
   意念引導身體向上提升。

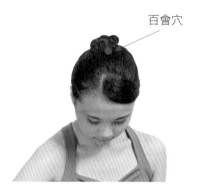

百會穴

2. **反作用力撐起脊椎：** 用手的後溪
   穴向下壓桌面，會產生向上的反
   作用力，又經過手臂的傳導，就
   能夠產生向上的力量，撐起脊椎
   及頭部。

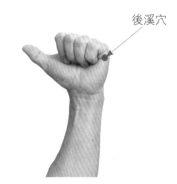

後溪穴

3. **伸展肌肉群的聯合動作：** 身體的
   肌肉群並不是分開活動，而是聯
   合動作才能同步工作，省時省力。肱三頭肌、股四頭肌、
   臀大肌、背肌，這些伸展的肌肉群一起聯合動作時，可
   以撐起脊椎。

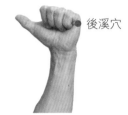

後溪穴

Ⓐ 做法

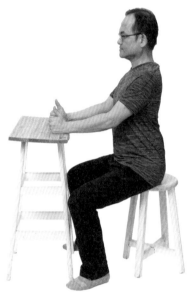

1. 雙手握拳按讚，可以看到前掌線的最末端，形成一個小突點，這個穴位是後溪穴。

2. 用後溪穴按壓辦公桌面或是椅子扶手，此時桌面的反作用力，經由手臂的傳導到肩膀，可以撐起全身的脊椎。

3. 雙手下壓的同時，想像自己的頭向上頂天，姿勢自然端正。

説明

這是在辦公室最容易做的動作，隨時隨地都可以施行。用手部的穴位及心理的意念，端正自己的脊椎，增加呼吸量。

雙讚頂天　鍛鍊次數

初級	中級	高級
10下**x1**次/回 （每日**5**回）	**20**下**x3**次/回 （每日**5**回）	**50**下**x5**次/回 （每日**5**回）

動作示範影片

Ⓡ 成果

1. **端正脊椎**：用後溪穴按壓辦公桌的力量可以端正脊椎，通暢背部經絡。

2. **緊實上臂三頭肌**：加強手臂伸展肌肉群的力量，可以強化肱三頭肌，增加手臂推力，緊實蝴蝶袖。

3. **增加肺活量**：脊椎端正之後，抬頭挺胸，可以讓呼吸更順暢，增加肺活量。

肌力訓練 第2階 | **蜻蜓點水**

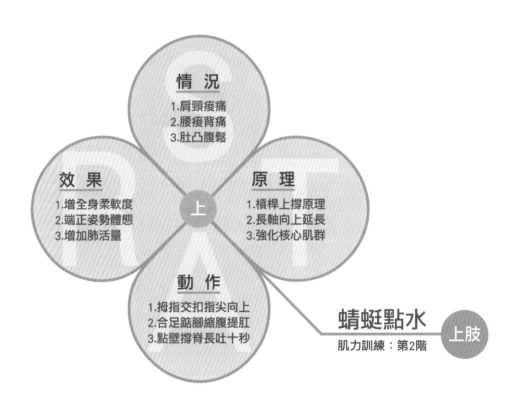

情 況
1.肩頸痠痛
2.腰痠背痛
3.肚凸腹鬆

原 理
1.槓桿上撐原理
2.長軸向上延長
3.強化核心肌群

上

動 作
1.拇指交扣指尖向上
2.合足踮腳縮腹提肛
3.點壁撐脊長吐十秒

效 果
1.增全身柔軟度
2.端正姿勢體態
3.增加肺活量

蜻蜓點水 上肢
肌力訓練：第2階

  情況

1. **肩頸痠痛**：因為長期低頭而造成頸部肌肉的疲憊，產生肩頸疼痛。

2. **腰痠背痛**：久坐會造成腰椎的壓迫及前傾，需要適時的伸展。

3. **小腹突出**：腹部內臟脂肪的堆積，會造成腹肌的鬆弛。

T 原理

1. **槓桿原理**：利用手指末梢的施力，透過伸長的手臂，能夠產生向上的力量，對抗因為頭部前傾而產生的向下的力量。

2. **長軸延長**：身體向脊椎的長軸延伸，可以加強脊椎兩旁的肌肉群，進而強化脊椎的穩定度。也可以將脊椎因為重力而下壓的神經孔，向上延展，使神經壓迫減少。

3. **核心強化**：做動作的時候同時配合長吐息，縮小腹，便可以緊實腹肌，強化核心肌群。

A 做法

1. 找一面穩定的牆壁，身體面牆，離壁約半步距離；雙足合併，踮腳尖，深吸氣，雙手往上伸直，伸愈高愈好，兩大拇指相扣，第二、三、四指伸直，用指尖壓牆壁，感受牆壁的反作用力傳回自己的小腹。

2. 提肛、收小腹，尖嘴長吐息，如同吹蠟燭般，均衡緩和地長吐氣10 秒之後，放下雙手及腳跟著地。休息若干秒後，再繼續做下一次，共做三次即可，如此為一回。

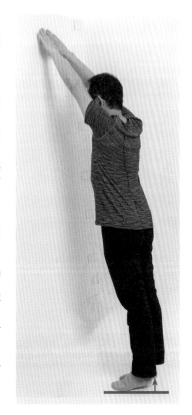

說 明

蜻蜓點水的功效是增加伸身長長度，一個人的伸身長長度若能增加 2 至 4 公分，那麼病痛就會減少，因為身體伸展愈長，細胞生存空間會愈大。這個動作還可讓胸腔和腹腔不受壓迫，恢復其應有空間，呼吸與消化問題也可隨之改善。

練習時可以在最高點貼上寬約 1 公分的膠帶，伸展時以膠帶上端為目標，一旦達成，又可繼續往上貼；甚至可在膠帶上記錄日期，這樣就可以清楚看到自己的進步歷程。

日常生活中，常常有站著等某些事情的時刻，例如等電梯，此時就可以做蜻蜓點水運動，既不會無聊又可以健身。原則上起床跟睡前、三餐飯前可各做一回，或是想到就做，每日做到五回，一週就可見到效果。

蜻蜓點水　鍛鍊次數

初級	中級	高級
10秒 x 3次/回 （每日 5 回）	15秒 x 3次/回 （每日 5 回）	20秒 x 3次/回 （每日 5 回）

動作示範影片

Ⓡ 成果

1. **增柔軟度**：身體的伸展可以增加關節的柔軟度，沿著長軸伸展不會造成傷害。

2. **端正姿勢**：回到身體的正中線可以端正脊椎，骨盆及肩膀可以回正。

3. **增加身高**：當身體的肌肉力量上升，可以對抗重力，也可以讓膝關節和髖關節完全伸直。加上抬頭挺胸，自然可以增加身高。

肌力訓練 第3階 | 扶牆挺身

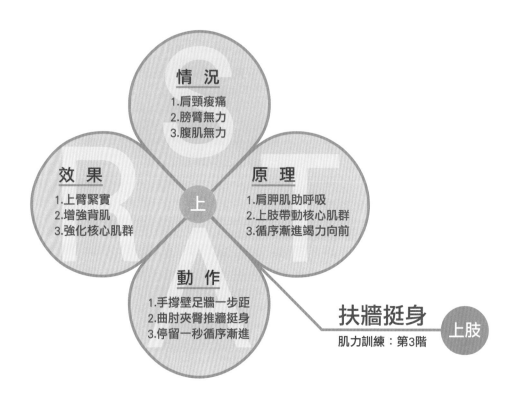

扶牆挺身　上肢

肌力訓練：第3階

S 情況

1. **肩頸痠痛**：肩頸的肌肉缺乏鍛鍊，加上低頭前傾，造成
   肩頸痠痛。

2. **膀臂無力**：肱三頭肌無力，會造成蝴蝶袖，肌肉鬆弛，
   臂力不足。

3. **腹肌無力**：內臟脂肪過多，會造成腹肌鬆弛無力。可以
   藉此鍛鍊腹肌。

T 原理

1. **肩胛肌助呼吸**：肩胛骨周圍的肌肉強健，不僅可以提起重物，更能協助呼吸肌群，將胸腔打開，提供更多氧氣。

2. **上肢帶動核心肌群**：上肢的神經分布在大腦中大於下肢及軀幹，運動不只是身體的動作，更是大腦感覺、運動、協調的神經與肌肉骨骼系統的連結鍛鍊。從上肢末梢開始訓練，會帶動核心肌群的緊實。

3. **循序漸進，竭力向前**：肌力訓練的原則是逐漸持續的增加次數，越來越多次之後，再加重量。訓練的過程要有竭力感，也就是説將力量用盡，肌肉才能更加有力。

A 動作

1. 雙手扶著牆壁，雙腳合併，腳尖與牆稍微有點距離。

2. 臀部夾緊，身體保持一直線，然後雙手用力推牆。

3. 以自己的狀況量力而為，可先從 5 下、10 下開始，休息數秒後，再做一次。

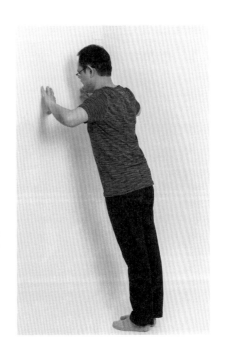

説明

這個動作是從伏地挺身演化而來，主要鍛鍊上半身的肌力。伏地挺身需要很強的肌耐力才能完成，但扶牆挺身則不需要，適合肌力不足者或年長者鍛鍊。而臀部夾緊，小腹自然就會緊縮，因此也可鍛鍊腹部肌力。

扶牆挺身　鍛鍊次數

初級	中級	高級	
10秒 **x 1**次/回 （每日 **3** 回）	**25**秒 **x 2**次/回 （每日 **3** 回）	**50**秒 **x 3**次/回 （每日 **3** 回）	 動作示範影片

R 效果

1. **上臂緊實**：肱三頭肌的鍛鍊緊實可以強化手臂力量，日常生活更輕鬆。

2. **增強背肌**：上背肌肉強化可以將身體向上提升，拉撐脊椎，減少背痛。

3. **強化核心肌群**：每個動作配合呼吸，收縮小腹，可以強化核心肌群，減輕背痛。

上 上肢頸肩鍛鍊

第1階 | 八度伸展

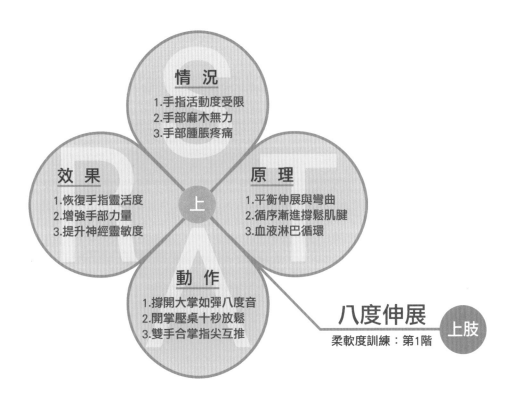

情 況
1. 手指活動度受限
2. 手部麻木無力
3. 手部腫脹疼痛

效 果
1. 恢復手指靈活度
2. 增強手部力量
3. 提升神經靈敏度

上

原 理
1. 平衡伸展與彎曲
2. 循序漸進撐鬆肌腱
3. 血液淋巴循環

動 作
1. 撐開大掌如彈八度音
2. 開掌壓桌十秒放鬆
3. 雙手合掌指尖互推

八度伸展 上肢
柔軟度訓練：第1階

Ⓢ 情況

1. **扳機指**，媽媽手，手指活動度受限。

2. **腕隧道症候群**，尺神經症候群，手指麻木無力。

3. **手指關節炎**，大拇指基底關節炎，手指腫脹疼痛。

T 原理

1. **伸展與彎曲平衡**：人體巧妙的雙手，由許多肌腱控制。手指的屈指肌腱有兩條、較粗，伸肌腱只有一條、較薄，所以握緊拳頭拳有力，打開手指無力。如果長時間曲握用力，而沒有伸展放鬆，就容易產生不平衡而造成病痛。

2. **肌腱撐鬆特性**：肌腱的長度可以因為持續伸展而變長，如果用暴力會造成肌腱受傷。

3. **血液淋巴循環**：促進手部的循環，可以經由伸展而暢通屈曲的靜脈及淋巴管，增加循環可以改善水腫、減少脹痛。

A 動作

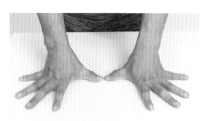

1. 雙手放在桌上，然後十指盡量張開，如同要彈鋼琴的八度音階一樣。

2. 想像桌面是鋼琴鍵盤，然後十指往下壓，停留 10 秒後放鬆，休息若干秒後，再做下一次。

3. 也可以雙手互推，做「保祐」的動作，一樣停留 10 秒。

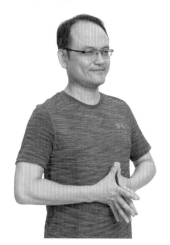

八度伸展 鍛鍊次數		
初級	**中級**	**高級**
10秒 **x 3**次/回 （每日5回）	**20**秒 **x 3**次/回 （每日5回）	**30**秒 **x 3**次/回 （每日5回）

動作示範影片

⃝R 效果

1. **活動度恢復**：手部的關節活動度，可以藉由完全伸展的鍛鍊，達到柔軟而靈活的目標。

2. **力量增強**：手部末梢的力量，經由伸展及按壓可以增強握力，手的握力代表全身肌肉力量，強化全身肌力可以提升體適能，增進生活品質。

3. **神經靈敏度上升**：手指靈敏的觸感，也可以經由鍛鍊得到提升，手感好，做許多事情都會順心。

第2階 | 翻掌轉臂

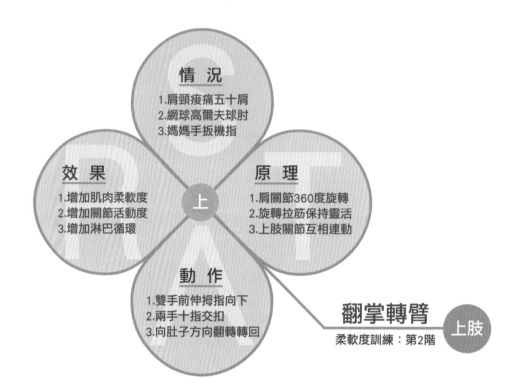

S 情況

1. **肩頸痠痛、五十肩：**因為關節活動度的下降，會造成血液微循環的阻塞，進而產生疼痛。

2. **網球肘、高爾夫球肘：**手肘的肌肉受傷而造成疼痛，可以藉由上肢的旋轉拉筋，提升肌肉韌帶的柔軟度。

3. **媽媽手、扳機指、腕隧道症候群：**手部的病症和肩肘手腕的活動度有關，活動度下降造成淋巴回流阻塞，長期下來，會造成腫脹疼痛。

T 原理

1. **全方位，360 度旋轉**：肩關節可以 360 度活動，是人類活動度最大的關節。平時如果沒有刻意全方位拉筋，不會去動到這些肌肉群，因而容易產生沾黏。

2. **旋轉拉筋**：由於上肢旋轉的動作比下肢多，所以做內旋外轉的拉筋動作是保持上肢肌肉骨骼柔軟靈活的重點。

3. **上肢關節連動**：常見手腕骨折的患者，也會造成手指及肩膀的僵硬，因為手指的神經分布密集，會連動所有上肢的關節。所有上肢關節骨骼運動的總合，就是為了完成手部的精細動作。

A 動作

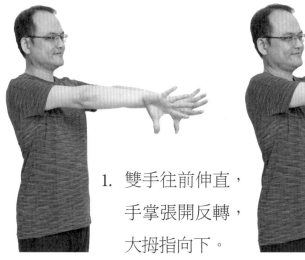

1. 雙手往前伸直，手掌張開反轉，大拇指向下。

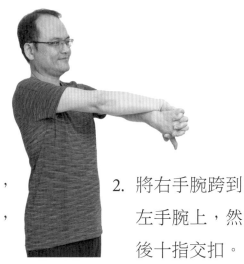

2. 將右手腕跨到左手腕上，然後十指交扣。

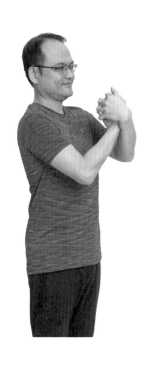
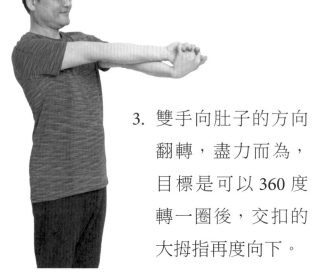

3. 雙手向肚子的方向翻轉，盡力而為，目標是可以 360 度轉一圈後，交扣的大拇指再度向下。

説明

此動作能夠增加上肢所有關節的活動度及肌肉量，是一種有效的拉筋方式，可防止肩膀痠痛，促進上肢血液與淋巴循環。

翻掌轉臂　鍛鍊次數

初級	中級	高級
10下 **x 2**次/回（每日 5 回）	**30**下 **x 2**次/回（每日 5 回）	**50**下 **x 3**次/回（每日 5 回）

動作示範影片

Ⓡ 效果

1. **肌肉柔軟度增加**：上肢的肌肉需要旋轉的柔軟度，也需要伸展的柔軟度，這些都需要循序漸進地拉撐。

2. **關節活動度增加**：手部、肘部、肩膀的關節活動，都需要整體的鍛鍊，有助於肌肉的伸展以及增加關節活動度。

3. **淋巴循環回流增加**：不論是淋巴循環或是靜脈血液回流，都需要肌肉的收縮及姿勢的伸展。肌肉及關節的鍛鍊可以促進循環，排除毒素。

第3階 | 扣手拉拉

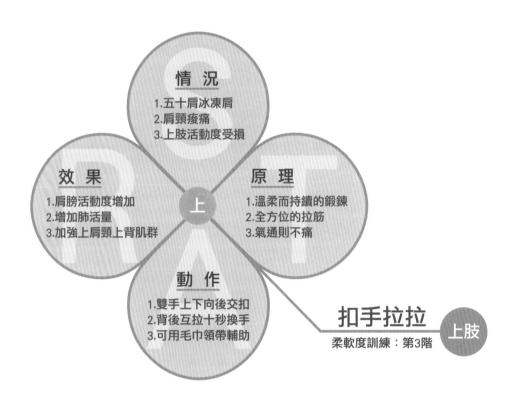

S 情況

1. **五十肩、冰凍肩**：肩關節囊的沾黏造成活動度下降，以女性來說特別是無法做到向後扣內衣的動作。

2. **肩頸痠痛**：缺乏拉筋會造成肩頸的循環不良，進而引起疼痛。

3. **上肢活動度受損**：上肢關節的活動度可以到 360 度全方位，如果有任何方向受限，一定要加強訓練。

T 原理

1. **溫柔而持續的鍛鍊**：疼痛時不可以太用力拉筋，也不可以都不用力，要用溫柔而持續的力量，慢慢地「溶化」冰凍肩。

2. **全方位的拉筋**：肩膀的動作是 360 度的活動，一定要全方位的拉筋，就如同刷牙要每個方位都到位，才能有效清除牙垢，防止蛀牙。所以肩膀的拉筋不但每個方向要做，定點的旋轉也要加強。

3. **氣通則不痛**：肩膀的活動和呼吸的深度有關，氧氣充足，循環良好，自然遠離疼痛。

A 動作

1. 一隻手往上，然後往後折，另一隻手往下，也往後折，雙手在背後牽手互拉，停留約 10 至 20 秒後再換手。

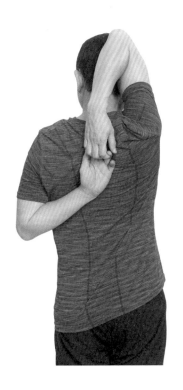

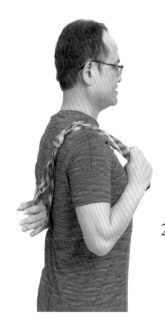

2. 做不到的人，可以用毛巾或帶子輔助。須注意帶子不可以有彈性，才能達到拉筋的效果！

說明

扣手拉拉類似企業家王永慶生前常在推廣的毛巾操，可訓練上肢的靈活與柔軟度。手反扣到後背的作用是為了拉筋，讓肩背的筋膜展開，體內氣脈也因此比較暢通。

扣手拉拉　鍛鍊次數

初級	中級	高級
10秒 **x 3**次/回 （每日5回）	**20**秒 **x 3**次/回 （每日5回）	**30**秒 **x 3**次/回 （每日5回）

動作示範影片

Ⓡ 效果

1. **肩膀活動度增加**：肩膀靈活，使日常生活不受限制。

2. **增加肺活量**：增加氧氣吸入，可以減輕疼痛。

3. **加強上肩頸上背肌群**：強化肌力可以增加關節的穩定
   度，減少運動傷害。

中 **腹部核心鍛鍊**

肌力訓練 第1階｜**推心至腹**

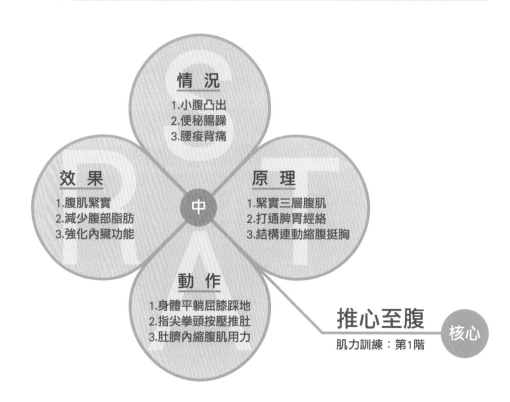

情　況
1. 小腹凸出
2. 便秘腸躁
3. 腰痠背痛

效　果
1. 腹肌緊實
2. 減少腹部脂肪
3. 強化內臟功能

原　理
1. 緊實三層腹肌
2. 打通脾胃經絡
3. 結構連動縮腹挺胸

動　作
1. 身體平躺屈膝踩地
2. 指尖拳頭按壓推肚
3. 肚臍內縮腹肌用力

推心至腹
肌力訓練：第1階

核心

S 情況

1. **小腹凸出，腹肌鬆弛**：腹部脂肪過多堆積導致腹肌鬆弛。

2. **便秘腸躁**：腹部腸道功能失調，蠕動過慢是便秘，蠕動過快是腸躁。

3. **腰痠背痛**：腹肌無力會造成背肌過度負擔，肌肉疲勞而造成背痛。

T 原理

1. **緊實三層腹肌**：腹部肌肉有三層，如果能夠充分發揮腹肌的功能，便能夠提供腰部很好的穩定度。強壯的腹肌可以減少腰椎的壓力，許多背痛的病人，因為腹肌強壯而使背痛得到緩解。

2. **打通脾胃經絡**：腹部有脾胃的經絡，脾經及胃經跟消化吸收有關，按摩腹部的經絡，可以讓腹部脂肪減少，促進新陳代謝。

3. **結構連動，縮腹挺胸**：腹部與胸部筋膜相連，當小腹收縮的時候，自然就會挺胸，因此推腹時，要讓小腹收縮，自然就會打開橫膈膜，也可以帶動上背部挺胸，增加呼吸量。

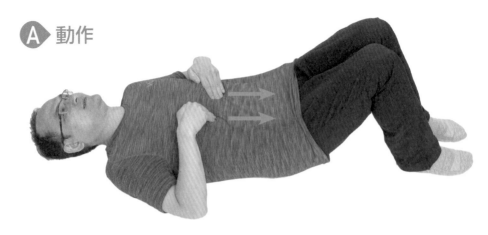 **動作**

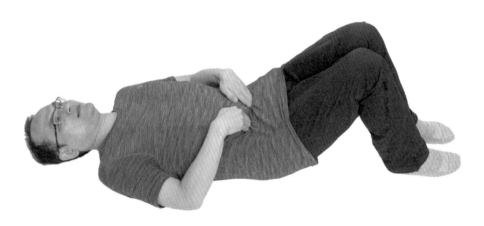

1. 身體平躺於床上，膝蓋彎起，腳掌踩地，以減少腰椎壓力，也可讓肚子肌肉鬆弛一點。

2. 用指尖或拳頭，從心窩開始往下推到恥骨聯合，如此為一下，推的時候肚臍記得要往後縮。

 說明

這個運動最適合早上睡醒時做，可以促進腸胃的蠕動，也會讓呼吸量增加。

推心至腹 鍛鍊次數			
初級	**中級**	**高級**	
30 下／回	**50** 下／回	**100** 下／回	動作示範影片
（每日2回）	（每日2回）	（每日2回）	

Ⓡ 效果

1. **腹肌緊實**：緊實的腹肌可以提供腰部更多的穩定度及柔軟度，許多背痛的患者，很喜歡這個簡單的運動。因為推腹的同時，能讓三層腹肌緊縮，如同盔甲保護內臟器官及背部神經。

2. **減少腹部脂肪**：由推腹所增加的血流，可以增加腹部脂肪的代謝，腹部脂肪減少後，也可以增加腹肌的緊實。腹肌的鍛鍊也可以燃燒腹部脂肪，如此形成一個良性的循環。

3. **強化內臟功能**：早晨推腹之後，可以促進腸胃的蠕動，排便乾淨，內臟功能自然強化。推腹時，也要按壓恥骨聯合的經絡，對泌尿功能也有幫助。

肌力訓練 第2階 | 手足同行

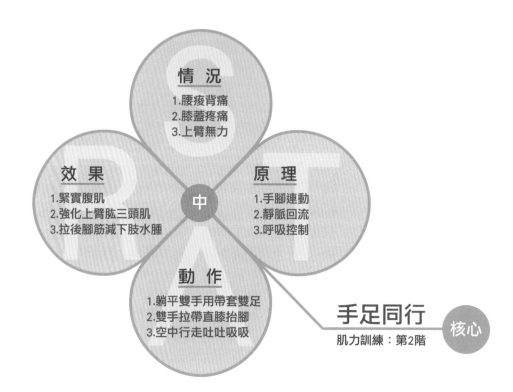

情況
1.腰痠背痛
2.膝蓋疼痛
3.上臂無力

原理
1.手腳連動
2.靜脈回流
3.呼吸控制

效果
1.緊實腹肌
2.強化上臂肱三頭肌
3.拉後腳筋減下肢水腫

動作
1.躺平雙手用帶套雙足
2.雙手拉帶直膝抬腳
3.空中行走吐吐吸吸

中

手足同行
肌力訓練：第2階

核心

S 情況

1. **腰痠背痛**：這是躺臥的運動，強化腹部的核心肌群。可以緩解背部疼痛。

2. **膝蓋疼痛**：走路困難的時候可以利用這運動保持股四頭肌的力量。

3. **上臂無力**：用力拉住帶子的時候也同時鍛鍊了手臂的肱三頭肌。

T 原理

1. **手腳連動**：手和腳同時運動可以產生加乘的效果，因為大腦中的神經迴路可以相通，手部的肌肉群和腳部的肌肉群也是一起增長。

2. **靜脈回流**：這個動作將兩腳抬高，可以促進靜脈的回流，因為水往低處流。

3. **呼吸控制**：做這動作時要配合呼吸，吸氣時，胸腔的負壓也會將靜脈的血液吸回胸腔，促進血液的回流。

A 動作

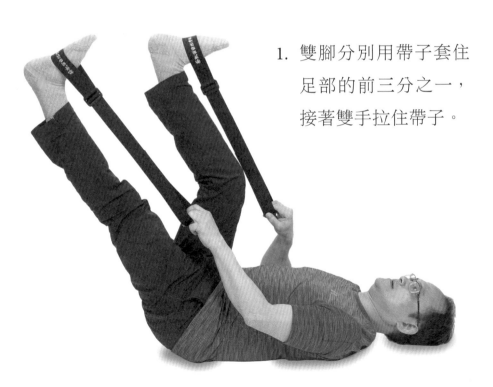

1. 雙腳分別用帶子套住足部的前三分之一，接著雙手拉住帶子。

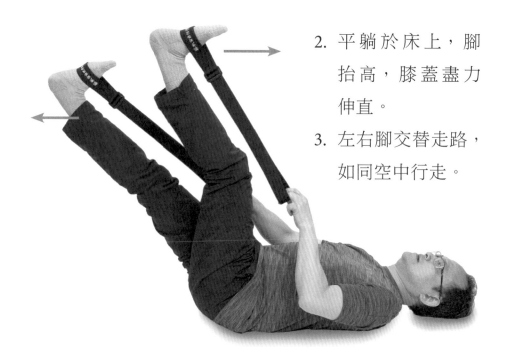

2. 平躺於床上，腳抬高，膝蓋盡力伸直。

3. 左右腳交替走路，如同空中行走。

4. 配合呼吸 2 吐 2 吸，剛好 4 拍，8 個 4 拍 32 下為一回。

説明

這是一個簡單易行的運動，適合下肢水腫、腰腿無力的人，也可以拉開下肢後方因久坐而緊繃縮短的後腳筋。對於想消除蝴蝶袖、練出人魚線的帥哥美女也十分有效。因為手腳上下連動，同時鍛鍊四肢及核心肌群，正所謂「手足同心，其利斷金」、「手足同行，氣通血行」！

手足同行　鍛鍊次數

初級	中級	高級	
8個**4**拍/回 （早晚各**1**回）	**12**個**4**拍/回 （早晚各**1**回）	**16**個**4**拍/回 （早晚各**1**回）	 動作示範影片

Ⓡ 效果

1. **緊實腹肌**：做動作時也要縮小腹，如此可以加強腹肌的張力，不但手腳一起動，同時也是核心肌群的動作。

2. **強化上臂肱三頭肌**：做這動作的要點在於手臂的用力，可以強化上半身的肌肉群。

3. **拉後腳筋，減少下肢水腫**：大腿後方的阿基里斯肌腱及膕後肌都可以經由拉筋而增加柔軟度。因為是躺著拉筋，所以也可以利用地心引力減少下肢的水腫。

肌力訓練 第3階 | 小 7 伏地

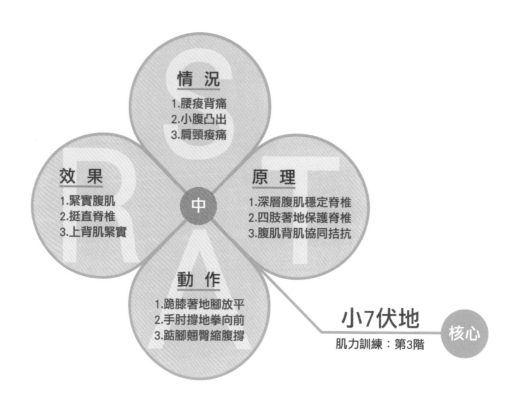

S 情況

1. **腰痠背痛**：背痛時可以加強腹部的核心肌群，趴著的動作不會傷害脊椎。

2. **小腹凸出，腹肌鬆弛**：腹部脂肪增加，會造成腹肌無力及鬆弛，這個動作會增加核心肌群的肌肉量，及基礎代謝率。

3. **肩頸痠痛**：肩頸的肌肉群也可以藉由這個動作得到鍛鍊，增加肌力、緩解疼痛。

ⓣ 原理

1. **深層腹肌增加脊椎穩定度**：最深層的腹橫肌附著點在脊椎的橫突，可以控制脊椎的穩定度及柔軟度。

2. **四肢著地，保護脊椎**：小7伏地的動作，是模仿人體小時候的爬行，因為四肢著地時脊椎水平承受的壓力減少，不但疼痛獲得緩解，同時可以加強腹部肌肉。

3. **腹肌背肌的協同及拮抗**：腹肌收縮時，背肌的壓力減少，所以背肌得到放鬆。如果腹肌過度鬆弛，背肌就會過度緊繃，而緊繃的背肌會讓血液不容易進入而造成疼痛。

ⓐ 動作

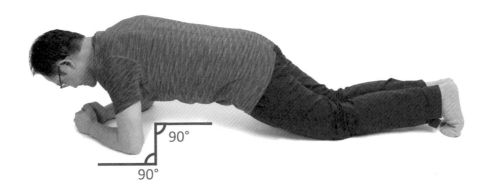

1. 身體趴下，雙肘呈90度撐起上半身，手臂須與肩膀垂直。

2. 腳趾著地，微微抬高臀部，腹肌用力，撐住10秒後放鬆，休息若干秒後再繼續下一次。

説明

小 7 伏地是一個簡單有效的腹肌鍛鍊。因為從側面看，身體的線條如同阿拉伯數字 7，因此取名為小 7 伏地。這個動作是利用身體的重量，加上伏地的姿勢，強迫腹肌收縮。同時，經由大腦調控，也能強迫背肌放鬆，使背肌的血液循環變好。

小 7 伏地　鍛鍊次數

初級	中級	高級
10秒 **x 3**次/回 （早晚各 **1** 回）	**25**秒 **x 2**次/回 （早晚各 **1** 回）	**50**秒 **x 3**次/回 （早晚各 **1** 回）

動作示範影片

Ⓡ 效果

1. **腹肌緊實**：本鍛鍊會讓三層的腹肌如同束緊的背架，為脊椎提供深層的穩定力量，形同身體內部自然的「鐵衣」。反過來説，如果只一昧的使用束腰及背架，而不加強腹肌的鍛鍊，反而會造成腹肌的萎縮、呼吸淺短以及下肢水腫等副作用。

2. **挺直脊椎**：趴著的時候，一方面減少脊椎的壓力，另一方面可以利用地心引力，很自然的將脊椎拉直，這也是四隻腳動物保護脊椎的方法。就如同小孩子在站立行走之前，先用爬行鍛鍊核心肌群。所以，趴著的訓練，符合了人體力學的自然發展。

3. **上背肌緊實**：上背的肌肉群，可以為脊椎提供一個向上拉撐的力量，本運動撐起身體的同時，也鍛鍊了背闊肌群，讓脊椎更加穩定。

中 腹部核心鍛鍊

第1階｜雙拳揉背

情 況
1. 久坐引起腰痠背痛
2. 小腹凸出腹肌鬆弛
3. 彎腰駝背肩頸痠痛

效 果
1. 挺直腰桿
2. 增加肺活量
3. 增加靜脈回流

中

原 理
1. 腰椎正常前凸曲線
2. 按摩命門穴通暢督脈
3. 找回身體的中心點

動 作
1. 雙手握拳放於後腰
2. 拳口向前按揉腰部
3. 拳撐腰自然背打直

雙拳揉背
柔軟度訓練：第1階　核心

S 情況

1. **久坐引起腰痠背痛**：背部曲線因久坐而向前彎曲，造成腰痠背痛。

2. **小腹凸出，腹肌鬆弛**：腹肌因久坐而鬆弛，腹部脂肪堆積而造成腹肌無力。

3. **彎腰駝背，肩頸痠痛**：姿勢不良造成彎腰駝背、呼吸淺短及氧氣不足，造成肩頸痠痛。

T 原理

1. **腰椎正常前凸曲線**：腰椎共有五節，中間第三節腰椎正對肚臍，正常的腰椎曲線，肚臍會向後縮，第三節腰椎向前保持腰椎的前凸曲線。如此脊椎端正，可以讓背肌跟腹肌得到平衡。

2. **按摩命門穴通暢督脈**：按摩腰椎背部的命門穴經絡，可以挺直脊椎，尤其是用自己的雙手放在腰背的命門穴，更能同時撐起肩膀及頭頸。

3. **找回身體的中心點**：身體前側的中心點是肚臍，後側的中心點是命門穴，雙拳揉背的同時，雙肩打開，抬頭挺胸，也可以讓側面的耳朵及雙肩互相對正。於是，身體回到一個端正平衡的位置。

A 動作

1. 雙手握拳，拳口向前，放於肚臍正後方的腰部上。

2. 用拳口按揉腰部，身體自然挺胸。

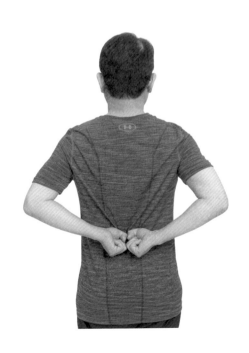

說明

雙拳揉背主要是按揉膀胱經，對泌尿系統很有幫助。而膀胱經不只負責泌尿系統，也是排毒系統，所以，透過按摩揉壓可以幫助身體把髒東西與乳酸排出去。疏通膀胱經就像疏通高速公路，讓各種營養在體內「貨暢其流」，各條經絡獲得溝通。

雙拳揉背　鍛鍊次數

初級	中級	高級
10下/回	**25**下/回	**50**下/回
（早晚各 **3** 回）	（早晚各 **3** 回）	（早晚各 **3** 回）

動作示範影片

R 效果

1. **挺直腰桿**：背肌經過訓練之後力量加強，可以自然挺直腰部。

2. **增加肺活量**：抬頭挺胸可以增加呼吸量，也可以減少因為缺氧而造成的疼痛。

3. **增加靜脈回流**：挺直的腰部會暢通血液回流的通路，呼吸的順暢也可以增加靜脈回流。

第2階 | 屈膝長跪

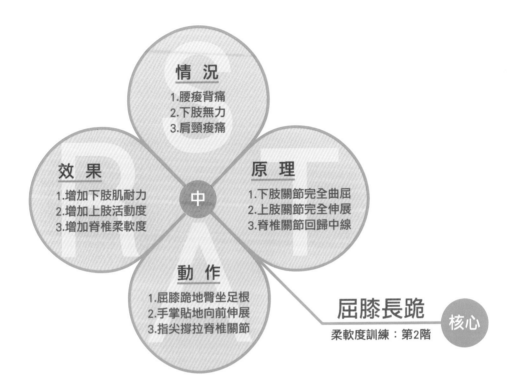

情 況
1.腰痠背痛
2.下肢無力
3.肩頸痠痛

效 果
1.增加下肢肌耐力
2.增加上肢活動度
3.增加脊椎柔軟度

中

原 理
1.下肢關節完全曲屈
2.上肢關節完全伸展
3.脊椎關節回歸中線

動 作
1.屈膝跪地臀坐足根
2.手掌貼地向前伸展
3.指尖撐拉脊椎關節

屈膝長跪
柔軟度訓練：第2階

核心

S 情況

1. **腰痠背痛**：背部肌力及柔軟度下降，會造成腰痠背痛。

2. **下肢無力**：跪坐時，可以鍛鍊下肢的力量及活動度。

3. **肩頸痠痛**：雙手往前伸展，可以增加上肢與肩頸的活動度。

T 原理

1. **下肢關節完全曲屈**：跪坐時，下肢所有的關節可以完全
   活動，有助於關節的柔軟度及軟骨的健康。

2. **上肢關節完全伸展**：上肢完全伸展，可以保持肩部的活動度，預防五十肩。

3. **脊椎關節回歸中線**：跪坐時，身體回歸中線，有助於脊椎關節的回復。

🅰 動作

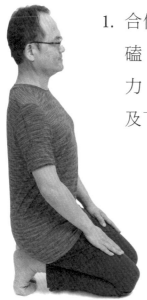
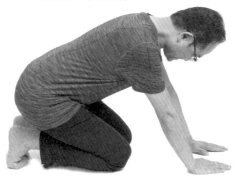

1. 合併雙膝跪拜，臀部坐在足跟上，頭向前磕，雙手往前伸長，十指伸直，指尖用力，感受指尖回傳的反作用力，拉開脊椎及下肢、上肢所有關節。

2. 配合呼吸慢慢地吸氣吐氣，初做者停留 10 秒即可，之後身體坐起，休息若干秒後，再繼續做下一次。

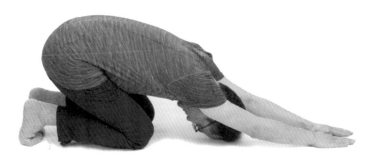

說明

這個動作類似五體投地，可讓脊椎、肩膀完全伸展開來，肌肉也隨之伸展，腳與膝蓋的經絡也可以得到刺激；腳背反折也是一種拉筋方式。

屈膝長跪　鍛鍊次數		
初級	**中級**	**高級**
10秒 **x 3**次/回 （早晚各 **3** 回）	**25**秒 **x 2**次/回 （早晚各 **3** 回）	**50**秒 **x 3**次/回 （早晚各 **3** 回）

動作示範影片

效果

1. **下肢肌耐力增加**：蹲跪時，可以增加下肢的肌耐力，也可以增加下肢的活動度。蹲跪的動作，對於下肢功能有很大的幫助。

2. **上肢活動度增加**：跪拜的動作，可以促進上肢的淋巴循環，預防五十肩。

3. **脊椎柔軟度增加**：脊椎柔軟度需要每天鍛鍊，在跪拜的過程中，也可以一節一節有意識的加以鍛鍊。

第3階 | 人魚拉筋

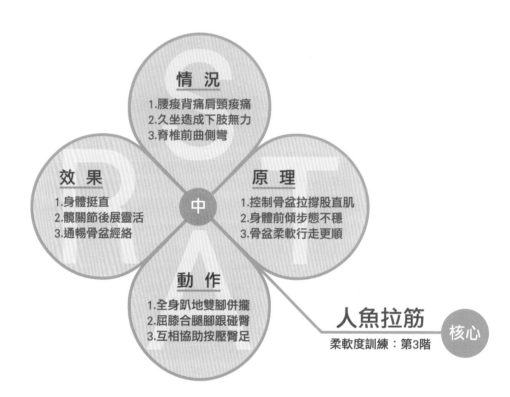

情況
1. 腰痠背痛肩頸痠痛
2. 久坐造成下肢無力
3. 脊椎前曲側彎

效果
1. 身體挺直
2. 髖關節後展靈活
3. 通暢骨盆經絡

中

原理
1. 控制骨盆拉撐股直肌
2. 身體前傾步態不穩
3. 骨盆柔軟行走更順

動作
1. 全身趴地雙腳併攏
2. 屈膝合腿腳跟碰臀
3. 互相協助按壓臀足

人魚拉筋

核心

柔軟度訓練：第3階

Ⓢ 情況

1. **腰痠背痛，肩頸痠痛**：背部肌肉及肩頸的肌肉，可以經由拉筋的動作加以鬆弛，緩解疼痛。

2. **久坐造成下肢無力**：久坐會造成下肢肌肉力量減少，經由人魚拉筋，可以促進血液的循環，改善下肢無力。

3. **脊椎前曲，脊椎側彎**：脊椎變形與骨盆的扭轉有關，人魚拉筋可以平衡骨盆變型，改善脊椎側彎。

T 原理

1. **控制骨盆旋轉才能拉股直肌**：股四頭肌當中的股直肌，跨越膝關節及髖關節，所以要控制骨盆的旋轉，才能有效的拉長股直肌。

2. **身體前傾，步態不穩**：因久坐會造成股直肌的攣縮，造成骨盆前傾、髖關節活動下降，而造成步態不穩。

3. **增加骨盆柔軟度，增進行走能力**：增加骨盆的柔軟度，會加強核心肌群的力量，可以增強行走的能力。

A 動作

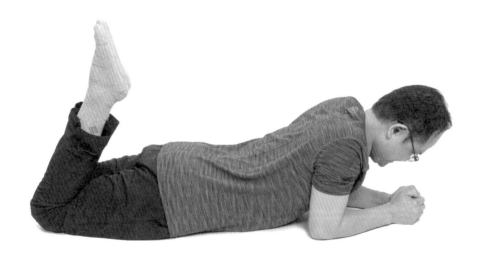

1. 身體趴著，雙腳併攏不分開。

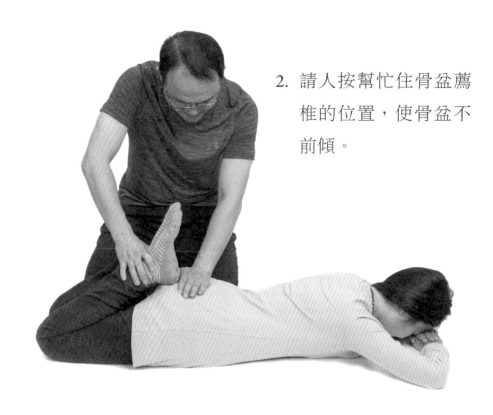

2. 請人按幫忙住骨盆薦椎的位置，使骨盆不前傾。

3. 將膝蓋彎曲，雙腳繼續併攏，慢慢往臀部靠，盡量可以碰到臀部，初做者停留 10 秒即可，然後放鬆，休息數秒後繼續做下一次。

4. 臀部與肚子要多用力以保持穩定。

人魚拉筋　鍛鍊次數

初級	中級	高級
10秒 x 3次/回 （早晚各 1 回）	**25秒 x 2次/回** （早晚各 1 回）	**50秒 x 3次/回** （早晚各 1 回）

動作示範影片

說明

人魚拉筋顧名思義就是模仿美人魚的姿態，初期如果做不到，可以先用帶子固定雙腳。這個動作一個人沒有辦法完成，因為雙腳後屈的彈力很大，薦椎沒有保持固定的話，屁股容易翹起來，使骨盆扭轉，所以要找一個人幫忙按住薦椎固定，才能達到效果。

臨床上，曾遇到一位老人患者，脊椎側彎嚴重，因此走路相當吃力，但她的兒子很孝順，每天協助媽媽做人魚拉筋，後來真的可以做到腳跟碰到臀部，整個髖關節活動度也跟著增強，不久就可以挺直腰桿、走路就正常了。

Ⓡ 效果

1. **身體挺直**：骨盆柔軟度上升，可以幫助脊椎挺直，加強核心肌群的力量，身體挺立，行動自如。
2. **髖關節後展靈活**：髖關節的活動度在行走當中十分重要，保持髖關節的後展能力，才能夠讓身體在行走時保持鐘擺活動。
3. **通暢骨盆經絡**：骨盆有許多下肢的經絡通過，尤其是消化吸收與泌尿生殖系統，和生活品質息息相關。人魚拉筋可以暢通骨盆的經絡，維持內臟功能通暢。

下 · 下肢骨盆鍛鍊

肌力訓練 第1階｜相撲力士

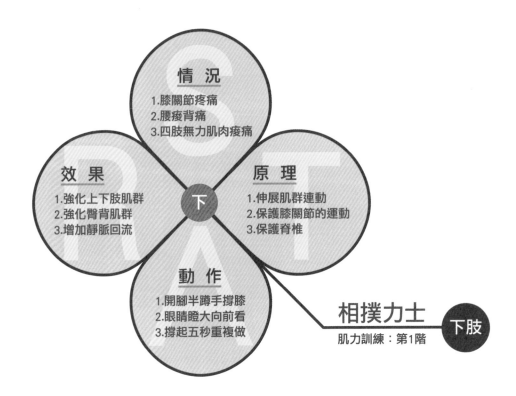

情 況
1.膝關節疼痛
2.腰痠背痛
3.四肢無力肌肉痠痛

效 果
1.強化上下肢肌群
2.強化臀背肌群
3.增加靜脈回流

下

原 理
1.伸展肌群連動
2.保護膝關節的運動
3.保護脊椎

動 作
1.開腳半蹲手撐膝
2.眼睛瞪大向前看
3.撐起五秒重複做

相撲力士
肌力訓練：第1階

下肢

S 情況

1. **膝關節疼痛**：膝關節炎會造成肌肉無力；而肌肉無力，
   又會讓膝關節炎更加嚴重。要打破如此的惡性循環，必
   須在保護關節的情況下，加強肌肉力量。

2. **腰痠背痛**：膝關節炎容易造成腰腿的無力，起坐時，下

肢無力而造成跌坐到椅子上，引起更進一步的腰背與脊椎傷害。

3. **四肢無力，肌肉痠痛：**上肢肌肉與下肢肌肉，會因膝關節疼痛導致的活動力下降而造成肌肉萎縮，本運動還可以同時鍛鍊全身肌肉。

📋 原理

1. **伸展肌群連動：**手按膝蓋時，手臂的肱三頭肌與大腿的股四頭肌同時收縮，這是伸展肌群的聯合動作。肌力鍛鍊時，三頭肌與四頭肌有協同作用，可以加倍訓練效果。

2. **保護膝關節的運動：**膝關節疼痛時，不可過度運動，也不可靜止不動。解決之道是在保護之下，量力而為的運動。本運動不但可保護膝關節，也可加強膝關節周邊肌肉的張力。

3. **保護脊椎：**膝關節疼痛時，容易造成脊椎前傾，做這動作時，要將背肌挺直，同時可以鍛鍊臀大肌，有助於強化背肌，保護脊椎。

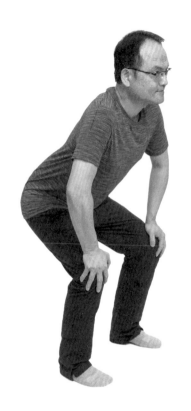

A 動作

1. 雙腳張開與肩同寬，臀部往下維持半坐姿態。

2. 雙手扶膝，膝蓋勿超過腳尖，手臂可微微彎曲，臀部微翹。

3. 眼睛盡量睜大，平視前方。

4. 手臂三頭肌、大腿四頭肌與臀部臀大肌一起用力。

5. 初做者維持動作 5 至 10 秒，然後放鬆休息若干秒後，繼續做下一次。

說明

這個動作有點像相撲比賽，所以取名為相撲力士，能有效改善膝蓋痛、腰痛及鍛鍊肌耐力。上肢的三頭肌、下肢的四頭肌、臀部後面的臀大肌，這三個肌肉都是伸展肌肉群，一起鍛鍊可以產生連動，效果更佳。手扶著膝蓋時，手掌內有熱氣可增強膝蓋血流，並可刺激關節液生長，更可增強肌耐力。

相撲力士　鍛鍊次數

初級	中級	高級
10秒 **x 3**次/回 （早晚各 **1** 回）	**25**秒 **x 2**次/回 （早晚各 **1** 回）	**50**秒 **x 3**次/回 （早晚各 **1** 回）

動作示範影片

R 效果

1. **強化股四頭肌，肱三頭肌：**同時強化上肢及下肢的肌肉群，可以讓肌肉一起增長，協同運動。

2. **強化臀部及背部肌肉群：**同時強化臀大肌及背部肌肉群，可以讓身體的挺直力量更加協調，有助於抬頭挺胸及挺立行走。

3. **增加下肢靜脈回流：**下肢肌肉收縮，有助於靜脈管及淋巴管的瓣膜運動，可以將下肢的水腫，透過淋巴管及靜脈管送回心臟，減少下肢的腫脹及疼痛。

肌力訓練 第2階｜跟尖不倒

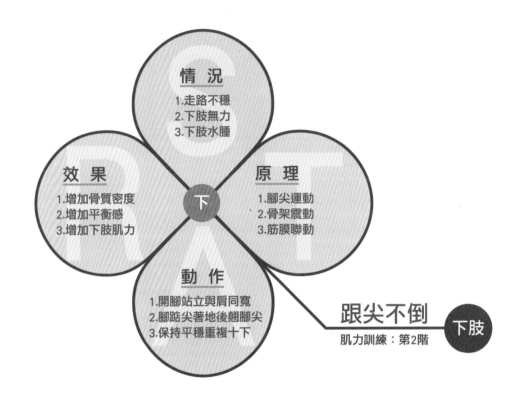

情 況
1. 走路不穩
2. 下肢無力
3. 下肢水腫

效 果
1. 增加骨質密度
2. 增加平衡感
3. 增加下肢肌力

原 理
1. 腳尖運動
2. 骨架震動
3. 筋膜聯動

下

動 作
1. 開腳站立與肩同寬
2. 腳踮尖著地後翹腳尖
3. 保持平穩重複十下

跟尖不倒
肌力訓練：第2階

下肢

S 情況

1. **走路不穩**：踝關節活動度受限會造成走路不穩，本鍛鍊可以增加踝關節的活動度。

2. **下肢無力**：小腿無力會造成走路困難，本鍛鍊可以增加小腿及下肢肌肉力量。

3. **下肢水腫**：下肢肌肉的收縮可以促進淋巴管及靜脈管的瓣膜運動，將體液運回心臟，消除下肢水腫。

T 原理

1. **腳尖運動**：腳尖完全著地，讓趾腹貼地，可以保持足部的柔軟度，讓走路不會疼痛。

2. **骨架震動**：腳跟著地時，震動的力量可以沿著骨架上傳到脊椎及頭部，如此的震動，可以增加骨細胞的水流，加強骨細胞活性，預防骨質疏鬆。

3. **筋膜聯動**：踮腳尖時，全身筋膜張力增加，可以拉起脊椎，抬頭挺胸，加強全身肌肉力量。

A 動作

1. 立正站好，踮起腳尖，接著再腳跟著地、腳尖翹起來。腳尖翹起來的時候，身體記住要保持平衡，如果平衡感不是很好，可以扶著椅子做。

2. 踮腳尖時吸飽氣，腳跟著地時「哈哈哈哈哈」吐氣。

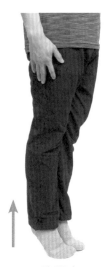
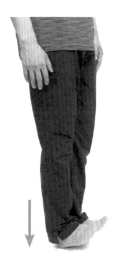

踮腳尖　　　　　腳跟往後蹬

3. 不斷重複踮起腳尖、腳跟著地、腳尖翹起動作，做 10 下為一回，然後放鬆休息若干秒，再繼續做下一回。

説明

當腳跟往下蹬的時候，身體會有震動的感覺，要讓這個震動的力量一直到下巴、頭頂。每天做100下，便可有效預防骨質疏鬆。

跟尖不倒　鍛鍊次數

初級	中級	高級
10 下 / 回	**30** 下 / 回	**60** 下 / 回
（每日 **3** 回）	（每日 **3** 回）	（每日 **3** 回）

動作示範影片

R 效果

1. **增加骨質密度**：骨質密度需要負重的刺激，本鍛鍊是利用全身的重量，刺激足部的跟骨，並且讓震動的力量，經由脊椎上傳到頭部，對全身的骨質疏鬆很有幫助。

2. **增加平衡感**：踮腳尖及腳跟著地時，都是平衡感的訓練，可以鍛鍊足部的本體感覺，以及關節的協調度，可以預防跌倒。

3. **增加下肢肌力**：踮腳尖時，可以訓練脛後肌及比目魚肌；腳尖翹起時，可以鍛鍊脛前肌及伸趾長肌。如此的鍛鍊，可以增加足部的行走能力。

肌力訓練 第3階 ｜ 金雞獨立

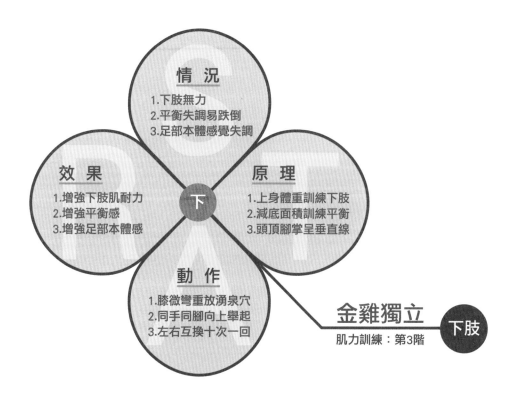

情況
1. 下肢無力
2. 平衡失調易跌倒
3. 足部本體感覺失調

效果
1. 增強下肢肌耐力
2. 增強平衡感
3. 增強足部本體感

原理
1. 上身體重訓練下肢
2. 減底面積訓練平衡
3. 頭頂腳掌呈垂直線

下

動作
1. 膝微彎重放湧泉穴
2. 同手同腳向上舉起
3. 左右互換十次一回

金雞獨立
肌力訓練：第3階

下肢

S 情況

1. **下肢無力**：行走耐力不足，骨盆傾斜，膝蓋無力。

2. **平衡感失調，走路容易跌倒**：內耳平衡感覺失衡，走路晃動不穩。

3. **足部本體感覺失調**：足踝無力，腳趾變形。

T 原理

1. **上半身體重就是下肢最好的重量訓練啞鈴：**利用身體的重量加上姿勢的變化，人體本身就是很好的工具，太極拳中的金雞獨立，不但是一個肌耐力平衡力的運動，更是一個危急時的防身術。

2. **減少底面積可以加強平衡感：**足部是身體和地面的壓力接受器，可以用單腳這麼小的面積支持全身的重量而且維持平衡，這需要足部的感覺接受器，大腦的協調及肌肉的及時用力平衡。

3. **頭頂對應腳掌成一垂直線：**做金雞獨立的動作，重點是腳底的湧泉穴對應頭頂的百會穴成一直線，如此的鍛鍊可以通暢全身的經絡氣脈。

A 動作

1. 雙腳膝蓋先稍微晃動，讓膝蓋放鬆。
2. 左腳站立，膝蓋微彎，將重心放在腳掌的前三分之一，也就是中醫講的湧泉穴部位，然後右腳抬起90度，右手肘彎曲，前臂垂直，手刀向前，手指向天。左手自然下垂，左手掌

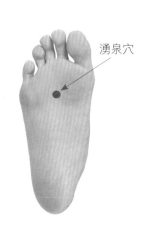

湧泉穴

放在大腿外側。接著換右腳
站立，左手及左腳抬高。

3. 左右互換為一次，持續 10 次
   為一回，初學者每日 3 回。

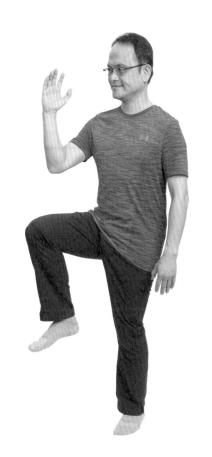

説明

這個動作是學習將身體重心從右
腳的湧泉穴換到左腳，再從左腳湧
泉穴換到右腳。湧泉穴部位是腳板
的黃金切割點，也是一個共振點，
會讓整個身體的氣血循環更好。當
重心在兩個湧泉當中交替時，記
得不要上下起伏，而是水平移動；
並切記膝蓋不要打直，打直就沒
有辦法如此移動。

金雞獨立　鍛鍊次數

初級	中級	高級
10次／回	**30**次／回	**60**次／回
（每日 **3** 回）	（每日 **3** 回）	（每日 **3** 回）

動作示範影片

R 效果

1. **增強下肢肌耐力**：金雞獨立是利用全身的重量，站在一隻腳上，是下肢肌肉耐力最好的鍛鍊。能夠做好單腳的站立，就能夠為雙腳的行走立下最好的根基。走得遠、走得久，生活品質因此提升。

2. **增強平衡感**：閉眼單腳站立可以驅動全身 640 條肌肉及大腦的協調，而達到最好的平衡。

3. **增強足部本體感**：單腳站立時，可以鍛鍊足部的本體感覺及肌肉力量的細微控制，不但可以預防跌倒，也可以加強全身肌肉的力量。

柔軟度訓練 **第1階｜推揉膝眼**

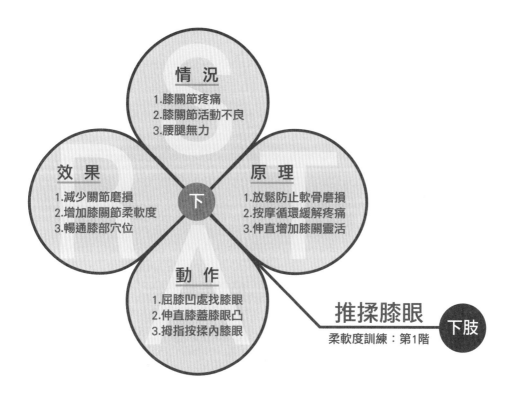

情 況
1. 膝關節疼痛
2. 膝關節活動不良
3. 腰腿無力

效 果
1. 減少關節磨損
2. 增加膝關節柔軟度
3. 暢通膝部穴位

下

原 理
1. 放鬆防止軟骨磨損
2. 按摩循環緩解疼痛
3. 伸直增加膝關靈活

動 作
1. 屈膝凹處找膝眼
2. 伸直膝蓋膝眼凸
3. 拇指按揉內膝眼

推揉膝眼
柔軟度訓練：第1階

下肢

S 情況

1. **膝關節疼痛**：膝蓋腫脹、行走疼痛、無法跑跳、上下樓梯困難。

2. **膝關節活動不良**：無法蹲跪、起坐困難、膝蓋無法完全伸直、膝蓋鬆動、無法負重。

3. **腰腿無力**：大腿肌肉萎縮、腰痠背痛、行走困難。

T 原理

1. 放鬆緊繃點，防止軟骨磨損（impingement syndrome）： 呂紹瑞醫師的團隊研究發現，關節內皺襞症候群會造成關節軟骨的磨損，而它的位置正是內側膝眼穴，所以按摩膝眼穴可以放鬆關節內皺襞。

2. 按摩增加血流，緩解疼痛： 當關節內皺襞增厚時，會造成局部血流的減少，按摩膝眼穴，可以增加局部的血流，代謝累積的毒素，通暢經絡，緩解疼痛。

3. 完全伸直，增加膝關節活動度： 按摩膝眼穴時，膝蓋要完全伸直，才能按摩到深層的關節皺襞。如此可以幫助膝蓋完全伸直，防止膝蓋彎曲變形。

A 動作

1. 身體坐下，腳彎曲膝蓋 90 度，手虎口向前放於膝蓋最高處，拇指與食指尋找膝蓋的內側及外側凹陷處，即內膝眼穴與外膝眼穴。

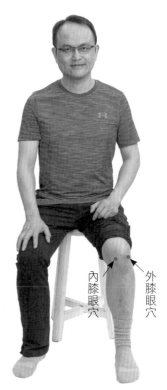

內膝眼穴　外膝眼穴

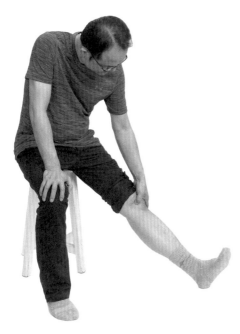

2. 將腳盡量伸直，腳跟著地，此時用拇指按摩內膝眼穴，用食指按摩外膝眼穴。

3. 按壓內膝眼穴時，可以感覺到輕微的疼痛，及條狀的緊繃關節內皺襞，如同感覺到衣服的縫線交接處的微凸觸感。

 說明

膝關節炎被認為與內側皺襞相關，按揉膝眼穴就是減輕皺襞壓力，可以預防關節炎。膝蓋彎曲90度比較容易找到膝眼穴，但此時因為膝蓋緊繃無法做深層按摩，所以找到膝眼穴以後，要伸直膝蓋，才能按摩最深層會磨損軟骨的內側皺襞。

推揉膝眼 鍛鍊次數

初級	中級	高級
10秒 **x 3**次/回 （早晚各 **2** 回）	**30**秒 **x 3**次/回 （早晚各 **2** 回）	**60**秒 **x 3**次/回 （早晚各 **2** 回）

動作示範影片

Ⓡ 效果

1. **減少關節磨損**：膝蓋軟骨磨損之後，會造成摩擦力增加、行走費力及疼痛。用這個簡單的按摩，可以減少軟骨磨損，促進膝蓋的循環，增進自體癒合的力量。

2. **增加膝關節柔軟度**：能夠完全伸直的大腿，才能夠有效率的走路，因為按摩膝眼穴，需要完全伸直膝蓋，因此可以增加膝蓋的柔軟度，增進行走能力。

3. **暢通膝部穴位**：膝蓋是身體最大的關節，膝關節的健康需要完全的伸直與完全的彎曲，以達到最大的活動度。按摩膝眼穴，可以減緩關節處經絡阻塞。

第2階 | 半圓拉筋

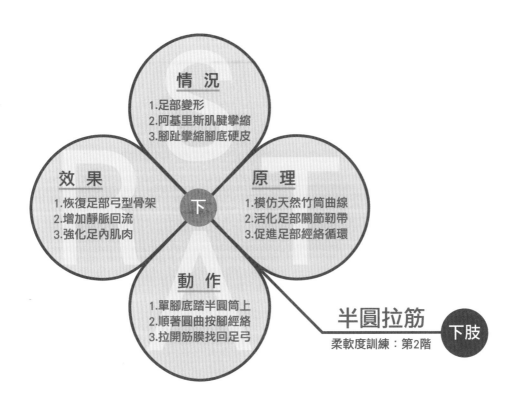

S 情況

1. **足部變形**：拇趾外翻、扁平足、高弓足。

2. **阿基里斯肌腱攣縮**：膕後肌攣縮、髖關節無法伸直、背部無法挺直、彎腰駝背。

3. **腳趾攣縮，腳底硬皮**：足部活動力下降、柔軟度喪失、關節僵硬、循環不良。

Ⓣ 原理

1. **模仿天然竹筒曲線：**足部曲線跟自然結合的曲線互相呼應，利用竹筒的半圓曲線可以重建後足弓的角度，及前足弓的曲線。這樣子就是模仿古代人踩在樹根或石頭上的感覺。

2. **活化足部關節韌帶：**足部有 28 個骨頭，骨頭和骨頭相連的關節韌帶，維繫著足部的本體感覺。半圓拉筋器可以活化足部複雜的關節及韌帶系統，達到全面性的強化。

3. **促進足部經絡循環：**足部是身體的末梢，有六條經絡，其中三條經絡屬陽，三條經絡屬陰，足趾的末梢也是陰陽經絡交會之處。其中第五趾的膀胱經常常蜷曲，造成背部膀胱經絡的不通，所以在足部的拉筋可以幫助背部的緩解。

動作

1. 坊間有賣腳部專用的半圓形輔具,也可自己用大的桂竹筒對剖製作。

2. 腳踏在上面,順著圓形曲線慢慢伸展按摩腳部的經絡。除了足底要按摩外,外側內側也要按摩。

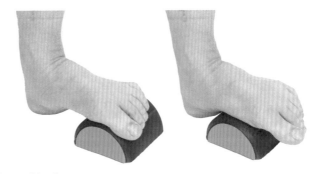

說明

這個動作目的是找回足弓曲線,並將受到壓迫的筋膜及韌帶拉開,鬆開以後會覺得足部經絡舒暢,提振全身精神。

半圓拉筋　鍛鍊次數

初級	中級	高級
10秒 **x 3**次/回 (早晚各 **2** 回)	**30**秒 **x 3**次/回 (早晚各 **2** 回)	**60**秒 **x 3**次/回 (早晚各 **2** 回)

動作示範影片

Ⓡ 效果

1. **恢復足部弓型骨架**：足部的骨架猶如拱門的堆疊，彼此互相支持得到平衡，可以吸收地面的反作用，及承受身體的體重。健康的足弓配合健康的筋膜，就猶如弓與弦，足跟著地時，可以積蓄地面的反作用力，作為下一步推進的力量，讓行走更為順暢。

2. **增加靜脈回流**：足部塌陷會造成靜脈曲張，恢復足弓可以讓原本彎曲的骨架回復正常，自然增加靜脈回流，排除累積的足部毒素。

3. **強化足內肌肉**：足內肌肉因長期被鞋子包覆，而失去鍛鍊。每天利用半圓拉筋，不但可以鬆弛關節及韌帶的攣縮，也可以加強足內肌肉的力量，進而增加足部關節的穩定度。

第3階 | 足剪石布

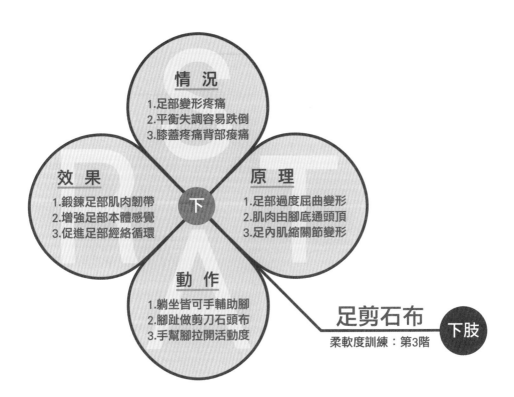

情 況
1. 足部變形疼痛
2. 平衡失調容易跌倒
3. 膝蓋疼痛背部痠痛

效 果
1. 鍛鍊足部肌肉韌帶
2. 增強足部本體感覺
3. 促進足部經絡循環

下

原 理
1. 足部過度屈曲變形
2. 肌肉由腳底通頭頂
3. 足內肌縮關節變形

動 作
1. 躺坐皆可手輔助腳
2. 腳趾做剪刀石頭布
3. 手幫腳拉開活動度

足剪石布　　下肢

柔軟度訓練：第3階

Ⓢ 情況

1. **足部變形疼痛**：拇趾外翻、腳趾頭彎曲變形、腳底硬皮、
   灰指甲。

2. **平衡感失調，容易跌倒**：足部肌肉萎縮支持力不足、足
   部韌帶鬆弛本體感覺失調。

3. **膝關節疼痛，背部痠痛**：足部骨架不平衡造成膝關節磨
   損，腰椎退化。

T 原理

1. **足部過度屈曲變形**：足部因為被鞋子包住，沒有機會接觸泥土、樹根等天然地面，導致腳趾抓力不足而造成腳趾彎曲變形。

2. **肌肉列車由腳底通頭頂**：為維持身體的直立，一塊一塊的肌肉環環相扣，從腳底通到頭頂，如同一節一節的列車，互相牽引。因此，鍛鍊足部的肌肉靈活有助於脊椎的挺直。

3. **足內肌肉萎縮導致關節變形**：足部肌肉分成足外與足內兩大族群，足內肌肉因為體積小，被困在鞋子裡面，比足外肌肉更容易萎縮。足內肌肉與足外肌肉不平衡，會造成關節的變形。因此，要刻意鍛鍊足內肌肉。

Ⓐ 動作

1. 坐著、躺著或站著時都可以做，只要一隻腳掌可以空出來做運動。

2. 做腳趾頭的剪刀、石頭、布，也就是大拇趾向上翹起，其他四指向下，為剪刀；大拇趾與其他四趾全部向下，為石頭；大拇趾與其他腳趾頭相互打開，為布。

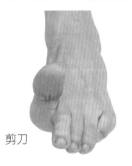
剪刀

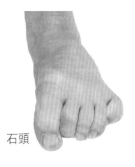
石頭

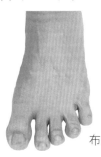
布

3. 除了腳本身的主動動作之外，也要用雙手將每個腳趾拉筋，向每個方向打開，讓腳趾的活動度做到最大。

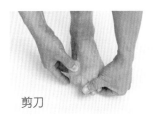
剪刀

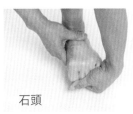
石頭

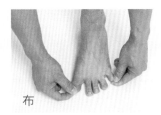
布

說明

這些動作可以訓練腳趾頭的靈活度，但是初學者一開始可能做不到。只要專注去做，大約 3 週就可熟練。

足剪石布　鍛鍊次數		
初級	**中級**	**高級**
10次/回	**25**次/回	**50**次/回
（每日 **3** 回）	（每日 **3** 回）	（每日 **3** 回）

動作示範影片

Ⓡ 效果

1. **鍛鍊足部肌肉**：「剪刀、石頭、布」是足部肌肉韌帶的全方位鍛鍊，讓腳趾能夠靈活的最基本動作。當人沒有手的時候，他的腳可以發揮其他的功能，表示腳趾頭也是可以經過鍛鍊，而更加靈活。

2. **增強足部本體感覺**：足部本體感覺來自韌帶的感應，鍛鍊足部的肌肉及韌帶的鬆緊度，可以增加足部的本體感覺，感知自己的重心移動，防止跌倒。

3. **促進足部經絡循環**：足部有六條經脈，經由鍛鍊可以加強經絡的循環，促進內臟功能，防止腰痠背痛。六條經脈之中，肝主筋、腎主骨、脾主肉，所以足部的經絡對筋骨的鍛鍊極為重要。

自然骨科的肌力與柔軟度訓練

		肌力鍛鍊	柔軟鍛鍊
上肢	第 1 階	雙讚頂天	八度伸展
	第 2 階	蜻蜓點水	翻掌轉臂
	第 3 階	扶牆挺身	扣手拉拉
核心	第 1 階	推心至腹	雙拳揉背
	第 2 階	手足同行	屈膝長跪
	第 3 階	小七伏地	人魚拉筋
下肢	第 1 階	相撲力士	推揉膝眼
	第 2 階	跟尖不倒	半圓拉筋
	第 3 階	金雞獨立	足剪石布

NOTE

第3章

常見骨科疾病的
自然骨科療法

在門診中常見的骨科疾病，有些較為嚴重，需要手術治療才能解決，但在進行手術之前及手術之後，試著了解疾病的中醫經絡原理、西醫的解剖結構，用運動及營養來做好的生活習慣養成，可以維持自己骨骼肌肉的健康。自然骨科的鍛鍊，藉由精心設計的運動，每個小時做一分鐘的伸展，就能保護筋骨關節的健康。

診斷雖然有許多的病名，但是骨科的病症多有共同的病因，例如骨結構失去平衡循環不良、肌力不足等。所以在治療的方針上也有許多共同的原則，只是針對不同病患的不同診斷，要做些許的調整或加強。

足底筋膜炎

A. 什麼是足底筋膜炎？

足底筋膜炎指的是腳跟疼痛，許多人早上起床，踩到地面上的第一步會特別疼痛，有些人則是久坐之後，會造成疼痛。

B. 為什麼會足底筋膜炎？

1. 過度勞損退化，而非急性發炎

　　2003 年美國 Lemont 醫師檢視足底筋膜炎的手術患者的病理切片，組織中並不是白血球增生的急性發炎，而是慢性退化性的黏液組織變化，所以如果在足底筋膜注射強力的消炎止痛類固醇，不但沒有針對病因解決，反而會加速退化而且可能造成足底筋膜忽然斷裂的副作用，在病理切片上可以看到未吸收的類固醇結晶。所以治療足底筋膜炎的首要之務，是處理足部因壓力不均、循環不良、脂肪代謝不良所造成的勞損退化，而不是給予止痛的藥物或針劑。（註）

2. 足部壓力不均而造成勞損退化

　　足部原本就是曲面，可以適應天然的地面，但是目前我們接觸到的多半是又硬又平的人工地面。正常的足部生物力學猶如一個可以吸震及蓄力的弓與弦，硬的骨架弓型曲線的排列如同弓，足底筋膜緊實的張力如同弦。在足

註：Lemont H Ammirati KM, Usen N.Plantar fasciitis: a degenerative process (fasciosis) without inflammation. J Am Podiatr Med Assoc. 2003 May-Jun;93(3):234-7

部著地時，足部是鬆軟的，可以吸震。在足跟骨提起，大拇趾踮腳尖的時候，足底筋膜緊實，將所有的骨架變成一個可以支持全身體重量的推進器。所以如果因為重複的跑跳，造成足底筋膜過度拉扯而勞損，首要之務就是在治療期間，停止跑跳 6 週。臨床上有些患者因為想要減肥，去慢跑而造成足底筋膜炎。另外因為足跟的阿基里斯肌腱縮短，造成足踝活動度下降，也是壓力不均的原因之一，所以利用拉筋運動增加柔軟度，也有助於改善足底筋膜炎。

3. 足部循環不良而造成勞損退化

足部的循環，最重要是靜脈回流及淋巴循環。循環不良則無法將代謝的廢棄物帶離足部，所以容易造成筋膜的水腫退化。由於地心引力的作用，所以水往低處流，而水腫的下肢，就容易壓迫表皮的神經，而造成局部的疼痛。有些靜脈曲張的患者，會有難治的足底筋膜炎，因為血液回流不良，循環差則復原力不好。所以在治療足底筋膜炎時，也要將靜脈的回流列入考量。

4. 肥胖脂肪代謝不良

臨床上許多肥胖的患者容易有足底筋膜炎。特別是

腹部的內臟脂肪增加時，會影響內分泌，造成壓力荷爾蒙增加，而使得肌肉減少、筋膜鬆弛、下肢水腫。此時如果又進行跑跳運動，就會因為地面的反作用力加上身體的重量，使得足底筋膜在過度負重及內分泌失調的狀況之下，加速勞損退化。所以減重的第一要務，是從飲食控制，如細嚼慢嚥、減少發炎食物、增加禁食空腹的時間等方面開始。如果要運動可以選擇減少地面反作用力的運動，例如扶桌踏步、北歐式健走等。

C. 足底筋膜炎時怎麼辦？

　　自然骨科療法是整合了中醫的經絡學、西醫的解剖學、患者的自主運動及營養補充。自然骨科對足底筋膜炎有四個主要療法：穴位注射、震波療法、夜間支架、均壓鞋墊。

1. 穴位注射

　　這是利用人體的手部穴位調控身體的疼痛。可以直接在穴位上針灸，或是注射維他命 B_{12}，做為穴位的刺激。同時也補充神經修復所需要的微量元

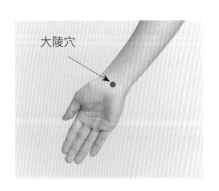

大陵穴

素——鈷，也就是維他命 B_{12}，可以緩解症狀。最主要刺激的穴位是大陵穴及內關穴。有時候足底筋膜炎不單單只是腳底的問題，特別是兩腳都疼痛的患者，因為手上的大陵穴屬心

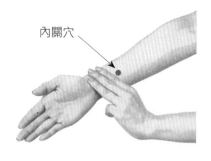

內關穴

包經，所以也要注意心臟的問題。我曾經碰過一些患者足底筋膜炎久治不癒，後來發現他其實合併有心血管疾病。心臟功能好，氣血循環好，自然也會遠離疼痛。另外也可自行敲打刺激大陵穴，促進淋巴及血液循環，加強穴位注射的效果。

2. 體外震波療法

　　用震波儀器刺激局部的組織再生，產生新生血管，促進組織癒合。對於 3 個月以上的慢性疼痛，震波治療可以在 12 週內有效治癒足底筋膜炎，而且持續 12 個月不復發。

3. 使用夜間支架

　　足底筋膜炎的成因，與小腿後方阿基里斯肌腱太緊有關。人們晚上睡覺時，會有腳板下垂的狀況，所以可用夜間支架，讓足部呈 90 度固定，以減少足底筋膜炎。另外，

患者也要利用早上起床前的運動，伸展阿基里斯肌腱及足底筋膜，如此便可緩解症狀。

4. 均壓矯正鞋墊

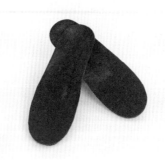

足部的骨架變形及肌肉萎縮會造成足部壓力的不平均，利用均壓矯正鞋墊，可以保護變形的骨架不再惡化，也可以增加足內的肌肉量，均勻足部的壓力，促進足底筋膜的癒合力，進而防止足底筋膜炎的復發。

拇趾外翻

A. 什麼是拇趾外翻？

　　拇趾外翻，是足部大腳趾蹠骨及趾骨關節變形，造成大拇趾向外偏斜，向內旋轉。會造成大拇趾甲床變形，甲溝炎，也會造成第二趾的變形，以及因為變形造成壓力不平均而造成足底的硬皮。拇趾外翻不但影響足部平衡，也會影響膝蓋、髖部、骨盆、脊椎的骨架平衡而造成疼痛。

B. 為什麼會拇趾外翻？

　　拇趾外翻的成因有兩大類，一是外在因素，經常穿著狹窄、尖頭又高跟的鞋子，容易加速拇趾外翻的產生。日本的骨科醫師發現以前穿木屐的時代，拇趾外翻的發生率遠低於穿皮鞋的現代。硬又平的地面也會造成足弓的塌陷進而變成拇趾外翻。二是內在因素，如因遺傳性、扁平足、第一蹠骨長度不足導致拇趾外翻。年紀越大也會造成拇趾外翻嚴重，與肌肉萎縮及韌帶鬆弛有關。

C. 拇趾外翻怎麼辦？

1. 手術矯正的風險及困難度

　　嚴重的拇趾外翻，需要手術矯正，足部的切骨手術超

過 150 種變化，有其複雜度及困難度。另一方面手術後，雖然 X 光及外表看起來恢復正常，但有些患者走路會疼痛，因為大拇趾活動度受限，影響足部的步態，進一步造成膝蓋痛甚至腰痛。正因為手術的變化及不確定因素，所以早期的非手術矯正及肌肉鍛鍊十分重要。

2. 矯正器的限制及風險

使用拇趾外翻矯正器，要看變形的嚴重程度、變形的柔軟度、矯正支撐點。有些支架放在腳拇趾和第二趾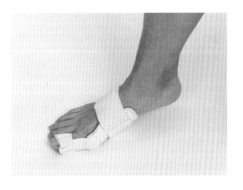之間，由於第二趾比較小，無法當支撐點，反而會將第二趾甚至第三趾更推往外側，有更加嚴重的風險。所以目前使用的方式是以第一蹠骨為支撐點，如將第一與第二蹠骨的韌帶慢慢調整，恢復腳趾頭的功能，如同牙齒矯正，需要用較久時間達到矯正效果。

3. 使用夜間支架

利用晚上睡眠時間戴上夜間矯正支架，將拇趾與第二趾之間的韌度拉鬆。目前使用的矯正支架有活動式關節，

病患戴上後仍可以走路，不會在夜間因為矯正器而造成跌倒，是一個安全有效的選擇。

5. 使用均壓矯正鞋墊

拇趾外翻會隨著年紀而變嚴重，因為變形的腳會讓行走時失去平衡。利用均壓矯正鞋墊，將後足弓與前足弓建立起來，減少前足的壓力，就可以減少因為走路造成拇趾外翻的壓力。所以均壓矯正鞋墊對於拇趾外翻兼具預防變嚴重及治療的效果。

6. 葡萄糖增生療法注射

除了運動強化肌肉力量，拉筋軟化攣縮韌帶之外，可用增生療法注射來緩解疼痛，也可以讓關節囊緊實，防止拇趾外翻惡化。

脊椎側彎、前曲變形

A. 什麼是脊椎側彎？

　　脊椎側彎是脊椎排列的旋轉變形，由於胸椎的變形會造成肋骨活動度下降，嚴重的話會造成心肺功能的失調。腰椎的變形，容易造成慢性背痛，以及消化系統和生殖泌尿系統的失調。如果脊椎側彎的角度過大，有些需要手術，治療著重在骨融合及鋼釘內固定。非手術治療著重於肌肉及心肺功能的鍛鍊，讓身體藉著強化肌力、改善內臟功能，回到平衡。

B. 為什麼會脊椎側彎？

　　脊椎側彎的病因有些和遺傳有關，而椎體的發育不全、肌肉萎縮症、小兒麻痺症、神經系統失調、結核感染、退化性疾病等，也都會造成脊椎的變形。老年人的脊椎變形不但有側彎也會合併前曲，常是因為長期姿勢不良、骨盆歪斜、背部肌肉無力，導致身體前曲、椎間盤退化及椎體骨折，所以身高會比年輕時減少大於 3 公分。這些複雜的狀況和生活習慣息息相關，所以要治療脊椎側彎，要從改善生活習慣開始。

C. 脊椎側彎該怎麼辦？

　　德國脊椎側彎的治療專家 Schroth 的矯正方法將身體分成三部分：1.肩膀與上肢，2.腹肌與背肌，3.骨盆與下肢。用運動來治療脊椎側彎，阻止角度惡化，去除疼痛及增加肺活量，在我的自然骨科療法中，治療脊椎側彎的方法融合運動醫學及中醫理論，將運動分成三大部分，分別以穴位為代表。1.刺激手部後溪穴，鍛鍊上肢及肩頸肌力將身體向上引。2.刺激腰部命門穴，鍛鍊核心肌群穩定脊椎。3.刺激足部湧泉穴，利用矯正鞋墊調整骨盆歪斜、扁平足、拇趾外翻，達到骨架平衡。

1. 刺激手部後溪穴

後溪穴

　　手部後溪穴是人體八大會穴之一，屬小腸經通督脈。按壓後溪穴可以自然地縮小腹而且挺直脊椎。如何尋找後溪穴呢？手握拳時，第五指的掌紋末端突起點就是。隨時按壓後溪穴是治療脊椎側彎的好幫手。

　　坐辦公室時在桌面雙手按壓後溪穴，感受桌面的反作用力，手臂肱三頭肌及肩部背闊肌用力撐起脊椎。

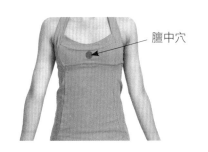

膻中穴

走路運動時，不要背包包或拿東西，空手輕鬆半握拳，擺動雙臂，抬頭挺胸，便可以幫助肩頸肌肉撐起脊椎。我非常推薦使用北歐式健走杖，其特殊的把手設計，左右外側有一個施力平台，可以刺激手部後溪穴，用健走杖運動，刻意將身體向上延伸，每日練習至少 15 分鐘，將上肢及肩頸上背部的肌肉鍛鍊，可以讓肩膀成為拉直脊椎的向上力量，這樣的運動也能夠幫助肋骨肌肉群，增加肺活量。

北歐式健走杖調整的高度要到胸口兩乳中間的膻中穴，這是人體上半身的重要共振點，對於脊椎前曲變形，有著前方支撐的作用，讓向前傾斜，走路不穩的患者，抬頭挺胸。用正確的方法持續鍛鍊三週就能看到初步的成果。

2. 刺激腰部命門穴

命門穴的位置在肚臍的正後方，相對於第三腰椎的椎體，這是腰椎曲線的中心點，正常的腰椎曲線是向前凸起，命門穴向前、肚臍向後縮，腹肌緊實。由於久

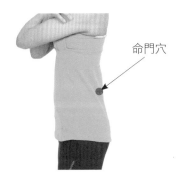

命門穴

坐的生活方式，讓腰椎前曲，對於椎間盤壓力上升，造成椎間盤凸出及退化，這會讓脊椎側彎惡化。

徒手的方法可以用「雙拳揉腎」（《健康金三角養生法》，第87頁示範）在肚臍正後方的脊椎兩側按壓，可以讓脊椎挺直。更有效率的方法，則可利用端正帶的彈性可以將膝蓋骨當作支

雙拳揉腎

持點，將肚臍向後收縮，將命門穴向前引。如此可以強化核心肌群，經過反覆的練習，變成生活習慣。

3. 刺激足底湧泉穴

脊椎側彎的患者常合併有扁平足和拇趾外翻的情況。由於足部骨架的不平衡，造成骨盆的歪斜，進而造成脊椎側彎。所以要治療脊椎側彎，必須矯正足部的長短腳，保護足弓。

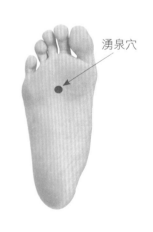

湧泉穴

而位於前足弓的湧泉穴，要給予適當的支持及刺激，可以讓核心肌群更有力量，這個支持也會讓前足弓免於塌陷，因為硬又平的人工地面累積的反作用力會傷害足部的韌帶及骨骼結構，可用全接觸矯正鞋墊加以保護。

足部的硬皮是足底壓力不均的累積，而造成表皮細胞的死亡，這也可以藉由均壓鞋墊及步態的矯正得到治癒。

總之，利用後溪穴、命門穴及湧泉穴的三穴合一脊椎側彎矯正法，不但可以端正脊椎，緩解疼痛，增加肺活量，同時也是每個患者及家人可以練習的健身方法。利用自然的解剖及穴位原理，在日常生活中，讓人容易鍛鍊，願意體會，養成習慣，習慣成自然，如此可以減輕脊椎側彎患者的疼痛並增進他們的生活品質。

退化性膝關節炎

A. 什麼是退化性膝關節炎？

退化性膝關節炎是最常見的引起老人家膝痛的疾病，會造成膝關節軟骨磨損，骨架變形，韌帶鬆弛，肌肉萎縮，關節活動度下降，行走疼痛跛行。患者生活品質受損，嚴重者需坐輪椅，失去行動力。退化性膝關節炎若不治療會隨著年齡增長而越來越嚴重，預防保健是最好的治療方法。如果已經開始早期的關節炎，要了解自己的危機因子，加以改善才能防止病情惡化。

B. 為什麼會有退化性膝關節炎？

退化性關節炎大多原因不明，其危險因子可以分為內因性及外因性兩大部分。內因性危險因子是遺傳基因、停經後婦女、年長者。內因性因子雖然不能避免，但可以提高警覺加強預防鍛鍊。

外因性危險因子，例如抽菸、喝酒、肥胖、嚴重外傷、反覆性微創傷，這些是可以減少的危險因子。治療的過程中要改變生活習慣，才能提升治療成效。比方說，患者要施行非急診手術之前，要求戒菸三週，減重三公斤。

　　另外一個可以自我保養的危機因子是關節內皺襞的按摩。大林慈濟醫院呂紹睿醫師透過臨床的觀察，提出關節內側皺襞肥厚，造成磨損關節軟骨，之後形成退化性關節炎。這是屬於反覆性的微創傷，人類每次膝蓋彎曲、伸直時，內側皺襞與關節股骨內髁會互相摩擦，隨著年齡增長，摩擦次數累積千萬次，如果關節內皺襞變厚變硬，摩擦關節軟骨，軟骨破壞就會造成積水發炎的惡性循環。所以在日常生活中要多按摩內側皺襞，也就是內膝眼穴，可以保持皺襞循環通暢，柔軟而不磨損軟骨。如果病症還在早期，可以用關節鏡手術，做內側皺襞的減壓手術，但到了病症末期就只能用人工關節了。

C. 退化性膝關節炎該怎麼辦？

　　膝關節是人體最大的關節，健康的膝關節能夠活動自如。就關節的組成而言，可分成骨架、肌肉、韌帶、軟骨、皮膚五個部分。要治療膝關節的疼痛，需要兼顧這五個部分的平衡，讓膝關節走向修復的正途。

1. 骨架的平衡

　　膝關節上端為股骨，下端為脛腓骨，其解剖結構十分獨特，骨架的 O 型膝、X 型膝，會造成膝關節壓力的

不平均。傳統骨科使用切骨手術或是人工關節矯正 O 型膝、X 型膝，自然骨科療法則用非手術的方式，用矯正鞋墊從腳底的生物力學導正力學傳導，讓體重及地面反作用力能夠平均分布於膝關節。就如同汽車的四輪位校正之後，能夠減少壓力不均造成的輪胎磨損。所以治療膝痛變形的第一步，要先以足部的力學矯正鞋墊讓病患得到下肢生物力學的平衡端正；另一方面，腳拇趾外翻也會造成膝蓋內側壓力的增加，藉著矯正鞋墊可以同時兼顧足部及膝蓋的變形。

2. 肌力的鍛鍊

病患常因疼痛無法行走導致肌肉萎縮，所以無法起立、坐下，耐力不足，不能走遠。最主要的兩種鍛鍊方法是扶桌正踏及使用北歐式健走杖。扶桌正踏是手用力扶著桌子，保持下肢踏步的動作上肢用力減少關節的負擔。

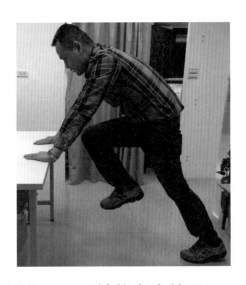

一次踏 30 至 50 下，一天累積 300 下就能產生效果。

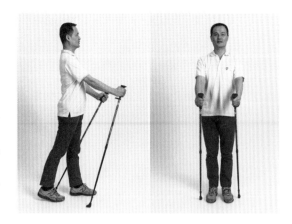

北歐式健走是利用兩根長桿挺直脊椎，也可減少下肢的壓力，利用上肢的力量推動身體向前移動，保持下肢的活動，鍛鍊全身的肌肉，促進循環，如此便能保護膝關節。北歐式健走同時鍛鍊股四頭肌及肱三頭肌，讓膝痛患者在保護之下保持行動力。

另外可以做「相撲力士」動作，用雙手撐住膝蓋的半蹲動作，強化下肢肌肉力量，可預防膝蓋退化。因為股四頭肌、臀大肌的肌力愈強，膝蓋就愈輕鬆。（方法請見本書 124 頁）

3. 靭帶穩定度的重建

膝關節有內側、外側、前十字及後十字靭帶。如果靭帶失去應有的穩定度，會造成膝關節的無力，容易疲勞，上下樓梯困難。因為靭帶不穩定時肌肉就需要額外負擔力量。關節鬆動無法負重，就如同牙齒鬆動無法咬食。治療上用葡萄糖增生注射，可以增加關節的穩定度及活動度，注射的原理是刺激靭帶細胞的再生。營養品可以補充膠原

蛋白，前 6 週每天 7 克，提供身體足夠的胺基酸，用以修補韌帶，藉由增生療法走向穩定及癒合。

4. 關節軟骨的再生（PRP 血小板生長因子）

關節中軟骨的磨損退化及再生，都和許多生長因子的平衡有關。目前使用自體血小板因子經離心去除紅血球之後，所留下的血清促進組織的再生，重建軟骨厚度韌帶強度減少疼痛以及關節的發炎。PRP（Platelet-Rich Plasma 血小板生長因子）能夠修復身體的軟骨、韌帶等軟組織，因為生長因子所傳導的訊號，讓身體的軟骨細胞朝癒合修復的方向前進。身體強大的自癒能力經過這樣的注射啟動之後，再加上營養品的補充，及運動鍛鍊強化循環，重新建立健康有力的膝關節。

5. 穴位按摩

膝關節炎在與內側皺襞的增生肥厚有關，內側皺襞相應於皮膚的穴位是內膝眼穴，所以按摩內膝眼穴，可以軟化關節內皺襞，減少軟骨的磨損。外膝眼穴屬胃經，多加按摩也可以調理腸胃的代謝。

臨床上，膝關節炎的患者，常常合併脂肪代謝不良的問題，可以應用胃經的穴位加以調理。所以膝痛的患者做

「推心至腹」的運動除了緊實腹肌，增加靜脈及淋巴回流，也可以調理脾胃的經絡，有助於內臟脂肪的代謝。肥胖容易造成膝蓋軟骨的磨損，膝關節炎造成疼痛會造成壓力荷爾蒙的增加，壓力荷爾蒙又造成肌肉萎縮、韌帶鬆弛、骨質疏鬆、軟骨磨損，以及更加肥胖的惡性循環。所以治療的重點在於由代謝入門停止惡性循環。

　　總之，退化性膝關節炎的治療要多面向、全方位、持之以恆。因為膝關節是人體最大的關節，和我們的生活品質息息相關，值得我們用心體會，學習照顧。

五十肩

A. 什麼是五十肩？

五十肩又叫冰凍肩，是肩膀的關節囊發生沾黏，活動度下降，甚至不能活動如同冰凍。大約百分之 2 的人曾經受過這樣的病痛。其中糖尿病的患者更有百分之 10 至 20 的人會發生五十肩，而且糖尿病患者復原較慢，有時候要兩年才能復原。所以在治療五十肩時，血糖控制很重要，高升糖指數的食物例如小麥麵粉要減少，有助於五十肩的復原。

B. 為什麼會有五十肩？

五十肩並沒有明確的病因，和慣用手也沒有直接關聯。好發於 40 至 60 歲的女性，常見於糖尿病、甲狀腺功能失調、巴金森氏症的患者。由於肩關節是身體活動度最大的關節，如果沒有每天做全方位的伸展，不知不覺會失去關節活動度，所以最好的預防方法就是每天做全方位的肩膀伸展運動。

C. 五十肩該怎麼辦？

1. 關節活動度鍛鍊

　　肩關節活動度的鍛鍊有許多不同的方法，鍛鍊的目的主要有兩個，一是伸展增加柔軟度，二是收縮增加肌肉力量，以便保持關節各方向的活動度。在每一個活動方向，可利用門框先放鬆做伸展，用如意棒做被動的拉筋，之後再做肌力的訓練。原則是循序漸進，每個小時做一分鐘的伸展，將動作融合於日常生活之中，可以加速五十肩的治療，也可以利用硬的棍子或是軟的毛巾幫助伸展。

2. 震波治療

　　震波治療一開始是用於泌尿科的尿路結石，後來也應用於骨科的軟組織疼痛。原理在於利用震波的能量，刺激新血管的再生，改善局部血流；增加膠原蛋白的延展性；減低發炎反應。用震波治療可以加速改善冰凍肩，減少疼痛，增加關節活動度。

3. 表皮神經注射葡萄糖

　　因表皮神經的發炎，導致過度敏感，和深部的關節及韌帶的失能有關，藉由百分之5的葡萄糖注射肩部的表皮

神經，可以幫助受損的神經修復，而且有止痛的效果。這些不定點的疼痛位置就如同中醫所謂的「阿是穴」，在這些神經過度敏感的部位給予皮下注射，有助於患者的功能修復。這個方法是從表皮的神經及穴位來治療五十肩。

4. 關節囊擴張注射

關節擴張注射是將治療的針劑，在 X 光機或是超音波的引導之下，注射入肩關節，將原本沾黏的關節撐開，可以增加肩部的活動度，加速五十肩的復原。這個方向是經由深部的關節囊治療五十肩。澳洲的兩年追蹤研究指出，肩關節擴張注射可以達到長期的治療效果。（註）

總之，肩關節是人體活動度最大的關節，平時就要養成全方位的拉筋習慣，也要注意飲食，避免高升糖指數的食物。如果發生了五十肩要接受專業治療，以減少疼痛，增加活動度。

註：Watson L, Bialocerkowski A, Dalziel R, et al. Hydrodilatation (distension arthrography): a long-term clinical outcome series. Br J Sports Med. 2007;41:167–73.

第4章

自然骨科療法的營養之道

讓你的身體變豪宅

　　現代人愈來愈重視健康，有些人專注在營養，有些人則重視運動，對醫生而言是一件可喜的事。但坊間雖然很多以運動或營養為主題的健康書，卻多是單一主題，很少兩者一起談。運動屬於物理學層面，如骨骼的平衡、肌肉的力學等；營養是屬於化學層面，如吃進去食物的成分與作用。究竟物理與化學，誰比較重要？

　　一間房子安不安全，最重要的是結構，如地基紮實、梁柱設計穩固。人體也是一樣，因此一般人認為骨架端正比飲食更重要，物理因素勝過化學因素。也因為這樣的觀念，自從進入骨科這門領域，我就一直著重物理層面的復健運動，並不重視化學層面的飲食。但研究自然醫學後，我開始發現營養也非常重要，因為有一個端正安全的結構後，再去使用良好建材，這間房子就會變成豪宅。人體亦然，骨骼端正，營養正確充足，絕對健健康康，充滿活力。

　　不過，就像賣房子一樣，銷售人員喜歡標榜高級的建材與設備；在健康議題上，因為商業模式的關係，化學派的飲食與營養論後來居上，加上消費者認為吃的方式比較快也比較容易，因此健康食品或是養生飲食大行其道。久而久之，反而形成飲食比運動重要的風氣。

　　然而，我現在的看法是，兩者一樣重要。但如果真要排出順序，我仍然認為運動比飲食重要一些，就像蓋房子一樣，結構比建材重要。不過，這並非單一選擇題，生活保健上，我們是可以兩者都兼顧的，而且兩項一起配合，效果更好。

運動和飲食雙管齊下

　　就醫生的立場來說，我們治療病人時，一定希望趕快出現療效。要如何讓療效速度變快？答案就是運動加營養。單純只有運動，速度會較慢；單純只有營養，速度會更慢。當然，都不做的話，身體就垮了。所以，兩者可以相輔相成，不需要去想哪一種比較厲害。

　　無論是物理層面或化學層面，最重要的就是平衡。例如有些人腰痛，檢查結果是骨盆扭轉，我只要在他痛的另一邊墊本雜誌，也就是讓他一半的屁股坐在雜誌上面，病人的疼痛就改善許多。這是因高度落差產生的不平衡而導致的疼痛，只要讓它平衡，問題便得到解決。

　　身體的整體平衡和每個部位息息相關。例如膝痛、腰痛，以及扁平足、腳拇趾外翻，只要身體找回平衡之後就可不藥而癒。尤其，足部力學的平衡增加了身體各部位血

液的灌流和循環，於是改善缺氧修復組織，根治疼痛。故
健康狀態就是一種平衡狀態。

而飲食若不平衡，後果一樣嚴重。現代人總熱量是夠
的，但是食物組成是不對的，如攝取食品太多，食物太少；
肉類太多，蔬果太少。其中，油脂的不平衡問題更是嚴重，
脂肪酸攝取偏 Omega-6 居多，而 Omega-3 太少；此外，
還有體內微生物的不平衡，如腸道裡面的好菌跟壞菌比例
懸殊。

因此，骨科自然療法不是只有做運動，還要管嘴巴。
也就是管吃什麼、怎麼吃。

燃脂和戒菸，健康第一步

在臨床上看到太多營養失調而引起肌肉萎縮的案例，
因為如果脂肪及醣類的代謝出問題，身體反而會消耗蛋白
質，導致蛋白質所組成的肌肉萎縮、韌帶鬆弛、軟骨磨損。
在治療膝關節炎的時候，改變飲食習慣及改善脂肪代謝要
一起進行才能見效。本章特別針對如何燃脂詳加説明。

此外，菸雖然不是食物，但對癮君子的身體營養破壞
很大，尤其若病況嚴重至需要開刀時，戒不戒菸成為手術

能否成功的關鍵。故在自然骨科療法，我們希望癮君子第一步就是戒菸，而在協助患者戒菸過程中，我們漸漸建立一套系統，很適合提供給想戒菸的朋友們。

加油燃脂

我們知道，肥胖是萬病之源，身體為什麼會胖？最主要原因是因為缺乏安全感，危機感促成身體一直累積脂肪。人體脂肪是為了因應好幾天沒有進食時可以維持生命的備糧，功能就是儲存能量、保護內臟。當身體覺得沒有安全感時，就會過量儲存。

那要怎麼樣讓身體有安全感？血糖是很重要的關鍵。血糖升高，胰島素就會分泌，分泌過多的話，脂肪就會啟動以降低血糖，身體於是有危機感，就會又迅速儲存脂肪。故血糖高低震盪頻繁，便容易造成脂肪堆積。所以，吃慢一點，多咀嚼，都可以避免血糖太快上升、儲存過多脂肪，這是最簡單的減肥方法。

米飯、麵條等澱粉，以及肉、蛋等蛋白質，經過身體能量的轉換也會變成脂肪，哪裡有需求就去哪裡。而壓力過大，身體分泌相關荷爾蒙時，脂肪就會收到危機感指示，開始儲存堆積。因此，壓力也會造成肥胖。

此處右側有直書標題「健康第一步 加油燃脂」

富含油脂的食物經過消化會產生脂肪酸，刺激膽汁的分泌，其中有一個物質叫 CCK，即膽囊收縮素，可以中和脂肪，使之皂化以利小腸的吸收，而 CCK 是造成大腦產生飽足感的關鍵。

一般吃飽的感覺都是以肚子覺得很撐為主，這個感覺應該改變，改成讓大腦覺得飽的感覺是從咀嚼來的。只要咀嚼很多次，讓脂肪酸在口腔裡面釋放，再加舌頭的攪動，就會產生飽足感。

我常跟我的患者説，對身體而言，脂肪是不動產，急需時不能馬上用；肌肉是現金，急需時取用最快，每天鍛鍊肌肉就像每天存現金，不怕身體缺現金。另外，還要吃得讓身體有安全感，才不會一直想動用肌肉。如此，我們的身體不只保持苗條，也保持健康。本節就要教大家怎麼吃，才能讓身體有安全感，不會過度累積脂肪。

用油代謝頑固的脂肪

很多人身體累積不少脂肪代謝不掉，蛋白質（肌肉）卻一直被代謝，因此造成肌肉萎縮，軟骨壞掉、韌帶鬆掉，最後就出現關節炎了。到底要如何才能夠燃燒我們不需要的脂肪，而把需要的蛋白質留下來？祕訣就是「加油燃脂」，什麼是加油燃脂？簡而言之，即用油將脂肪燒掉。

我們要用油把脂肪燒掉！聽起來很不可思議，很多人一定會問，我都這麼胖了，怎麼還可以再吃油？

脂肪的代謝要有膽汁，故一定要想辦法讓膽汁分泌。上文提到，胃裡面有一種物質叫做 CCK（膽囊收縮素），會促進膽汁分泌。那麼胃什麼時候會產生 CCK 呢？答案是「有油進去的時候」。也就是說，身體吃進油脂產生 CCK，然後代謝脂肪，這就是「加油燃脂」的作用。膽囊收縮素還會讓腦下視丘產生飽足感，告訴你吃飽了，不會有飢餓感了，讓你不想再進食。

所以，如果你吃的都是澱粉、蛋白質，沒有油脂的話，身體不會產生 CCK。因此，不妨在每餐開始之前，就先吃品質優良的油。

在此，我也要特別強調，身體對於飽足感的定義，應該是由大腦所給的，而不是胃撐大時覺得飽足。現代人飲食選擇多，坊間吃到飽餐廳林立，常常不知不覺讓胃撐大，於是養成飽足感來自胃而不是大腦的習慣，如此對身體的戕害極大。所以，我希望大家也對飽足的感覺多加體會，養成用腦吃飽的好習慣。

油拌飯，燃脂又飽足

以前的人常用豬油拌飯，其實這也是一種加油燃脂的概念，我們不妨拿來運用。飯量不用太多，約半碗或四分之一碗，一樣每一口都咀嚼很多下，脂肪和澱粉一起吃的狀態下，很快會有飽足感。自己在家不方便煮的話，外面賣的滷肉飯也是一樣的原理，可以試試看。

減肥的人如果想要減少餐數的話，可以減少一餐，一天吃兩餐，不要只吃一餐。一天吃一餐容易造成低血糖，會感到更餓，沒有飽足感，一旦沒有飽足感，身體反而會因此更勤勞地累積脂肪，減肥不但不會成功，身體也會變壞。

積口水，神奇堅果咀嚼法

既然餐前最好先吃油，那麼應該吃哪一種油呢？我挑選的是堅果的油，如腰果、核桃、杏仁等，方法是在飯前先吃十顆，但須一顆一顆吃，一次只吃一顆，並咀嚼一百下才吞下去，要像嚼口香糖般不斷地嚼，並不時攪動它，十顆吃下來等於共咀嚼一千下，這時副交感神經也會跟著活絡起來。

等吃正餐的時候，每一口最少要嚼三十下再吞下去。

建議可用一個小碗，把飯、配菜都一起放在碗裡，然後每一口含有飯跟菜，開始咀嚼，可以右邊五下、左邊五下、中間十下；然後整個嘴巴一起嚼十下，最後攪動一下，再右邊五下、左邊五下、中間十下，這樣就是三十下了。大概五或十分鐘，就會有飽足感了。

這是一個讓副交感神經提升的方法，提升副交感神經有助於幫助消化。當我們在工作的時候，通常壓力較大，精神緊張，彷彿在打仗，壓力荷爾蒙會很高。等到要吃飯的時候，壓力還處於一樣高漲的狀態，便會影響消化，久而久之產生很多毛病，此時運用咀嚼，可以活化副交感神經，降低壓力，幫助消化，讓你健健康康地進餐。

有了堅果咀嚼法，當你很餓想吃宵夜時，不妨拿出兩三顆堅果，嚼一百下，很快就有飽足感。

脂肪出問題，腦袋就不靈光

人體還有一個部位的脂肪也很多，那就是腦神經。腦神經像電線一樣，外面需要包覆一層絕緣體，脂肪就是最好的絕緣體，可以阻擋電和水的傳導；神經裡面的髓鞘，可阻擋電位漏電，其主要成分也是脂肪。所以，當人體內的脂肪有問題，或是長期吃錯誤的油脂時，容易產生腦病

變。因此，吃好油可以防失智。

此外，產後憂鬱跟脂肪酸的不平衡也有關係。我曾有一位患者，是三十幾歲的媽媽，孩子出生後因為產後憂鬱的緣故，無法回到職場工作，後來大量幫她補充脂肪酸，才慢慢復原。其實，女性在懷孕時就應該開始食用好的油，因為胎兒在長大的過程當中，大腦也在成長，需要大量的脂肪酸，會消耗掉媽媽的脂肪酸，造成母體營養不均衡。

所以，脂肪是很重要的營養來源。但好油其實很貴，放久也容易變質，為了降低油的成本，讓它不容易壞掉，油商發明了氫化油，就是所謂的反式脂肪，反式脂肪身體不容易代謝，吃久了腦袋跟身體都會出問題。

人體所需的脂肪酸，碳積是同一個方向，叫做順式脂肪。如果轉成另外一個方向，就變成反式脂肪，反式脂肪的下一步就是做成塑膠。順式沒有辦法變成一個很長的長鏈；反式時，則可以不斷往下接，最後變成聚乙烯，也就是塑膠。

因此切記，良心好油，才對我們身體有真正的幫助，也是人體所需要的營養。

戒菸增氧

　　每個人都知道抽菸有害自己與他人健康，但很多癮君子還是無法自拔。菸是很可怕的，我見過很多患者即使戒了菸，七年後都還咳得出焦油。其實吸菸不只危害肺部，身體其他很多功能也會受影響，最明顯的是維他命 C 缺乏症，因為吸一支菸，人體須消耗 200 毫克左右的維他命，維他命 C 缺乏的人則容易罹患壞血病，傷口不易癒合。

　　當年麥哲倫航行全球率領的水手中，很多人都死於壞血病，因為長期待在海上，很難獲取維他命 C。以前的人並不知道原因，後來荷蘭人發現，吃新鮮的檸檬或柑橘類的水果，可以免於罹患壞血病。於是英國海軍軍醫就開始讓士兵吃檸檬，英國才得以在世界航權中稱霸。

水加維他命 C，幫你戒菸解菸毒

　　抽菸的人，因為體內流失的維他命 C 比補充的快，所以是壞血病高危險群，即使還沒罹患壞血病，傷口也比較不容易癒合。因為要協助病人戒菸，我也開始研究有效戒菸的方式，後來我在營養學書上看到，維他命 C 可以幫助戒菸，終於歸納出一套戒菸方式。

首先，將菸量降至一天 10 根，然後多喝水。因為維他命 C 是水溶性維他命，喝水可以讓人體吸收到更多維他命。做法是，抽菸之前先喝 200 CC 的水，再加上一顆維他命 C，10 根菸一天平均下來，約兩個小時抽一次，抽之前喝 200 CC 的水再加維他命 C 一顆。

其次，三餐飯前再吃兩顆維他命 C。所以，一天要吃 16 顆維他命 C，一顆是 500 毫克，因此一天可以吃到 8,000 毫克維他命 C。這些劑量不少，但不用擔心對人體有什麼副作用，真的過量的話只會拉肚子。

與其說是戒菸，不如說是解菸的毒。看診時，我都跟我的癮君子病人說：「你現在因為某一樣東西中毒了，現在給你解藥，認真吃，就可以解毒。」然後拿出我的維他命 C，請他們吃一顆，我自己也吃一顆，這個方法頗有效，家有癮君子的人，不妨大家一起吃維他命 C，幫助家人展開戒菸第一步。

戒菸後，疼痛不藥而癒

抽菸的人還有缺氧的問題，缺氧就會造成身體疼痛。抽菸除了二氧化碳濃度高以外，還有一氧化碳燃燒不全的問題，因此造成缺氧。這就是為什麼抽菸的人，嘴脣通常較黑，缺乏血色，原因就是氧氣不夠。

　　很多患者戒菸之後，因為氧氣足，氣就通，疼痛竟不藥而癒。我在亞特蘭大的老師，是非常知名的骨科醫生，專門處理脊椎側彎的患者，若要找他手術，平均要等四個月，他把每一個病人都當藝術品在處理，非常仔細。這些要開刀的患者，只要尿液中驗出有尼古丁，就必須回去戒菸重新再排隊。所以，我也開始堅持，要開刀的病人是不能抽菸的。

身體排毒，找回無菸好體質

　　當戒菸成功之後，可再利用一些排毒方法，把剩餘的毒素排出去，最主要有三個方式：

1. **油漱口**：早晨起床用 5CC 椰子油漱口 5 分鐘，把嘴巴裡面的細菌漱掉，漱完之後將油吐在紙巾上丟進垃圾桶，以免油堵住水管。嘴裡的細菌與重金屬毒性可以溶於油，因而可恢復因抽菸而萎縮的牙齦。

2. **三溫暖**：其實就是排汗，大量排汗也可以把體內的重金屬排出去。

3. **大腸排毒**：徹底排便，將大腸裡的毒素排掉。方法有增加益生源、推腹、水療、走路等。

NOTE

安可曲

五音健康操

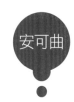

安可曲 五音健康操

　　2015 年 11 月 15 日我參加台大校友合唱團的「祈豐年」音樂會，深受安可曲「望春風」的感動，因此利用出差韓國之時，寫信給愛唱歌的慕欣分享心得。想到用 IAUEO（一ㄚㄨㄝㄛ）五個母音，結合台語的五個動物，設計成兩個上肢（鷹、鴨），一個中軸（龜），兩個下肢（雞、虎）的「五音健康操」。如同華陀的五禽戲，五音可以通五臟，發音不但可以增強肌力，也可以放鬆心情，調整自律神經。

　　以下介紹簡單易行的五音健康操：

● 鷹（一ㄥ）

動作

動作示範影片

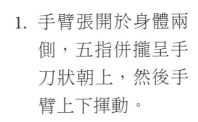

1. 手臂張開於身體兩
   側，五指併攏呈手
   刀狀朝上，然後手
   臂上下揮動。

2. 肩胛骨往後夾緊，擴胸增加
   肺活量。
3. 嘴巴唸一ㄥ，直到動作結束。

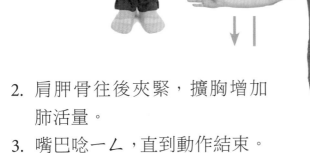

效果 可訓練上肢肌耐力。

● 鴨（丫ㄟ）

動作

動作示範影片

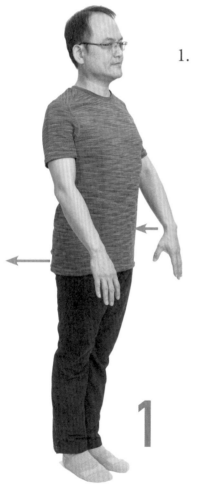

1. 雙手放在身體兩側，五指併攏，前後甩手。

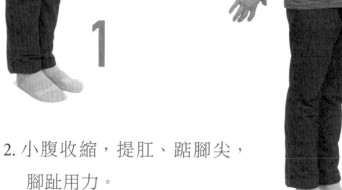

2. 小腹收縮，提肛、踮腳尖，腳趾用力。

3. 嘴巴唸丫ㄟ，直到動作結束。

● 進階版：鴨划後溪

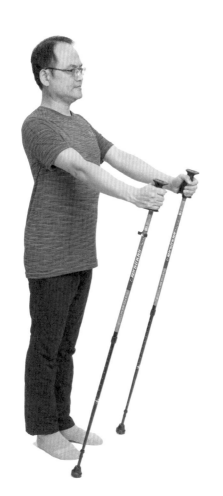

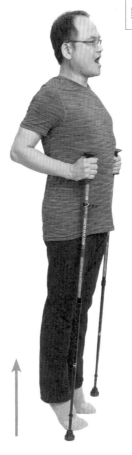

◆ 也可以使用健走杖，加強力道。

效果 加強腹肌。

●龜（ㄍㄨ）

動作

動作示範影片

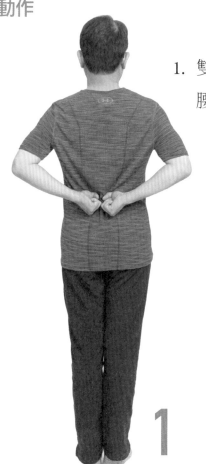

1. 雙手握拳放在背後腰椎部位。

1

2. 縮下巴，脊椎挺直，頭部盡量往上伸長延伸。

3. 嘴巴唸ㄍㄨ，直到動作結束。

2

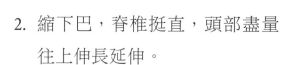

效果 加強背肌。

• 雞（ㄍㄟ）

動作

動作示範影片

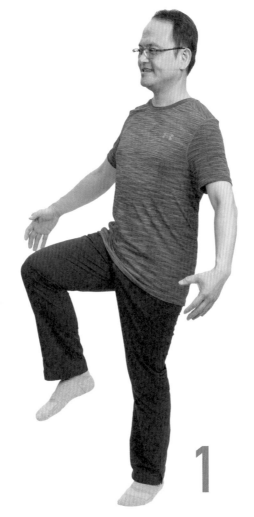

1

1. 單腳站立，另一隻腳彎曲，抬高到大腿與地面平行。

2. 將重心放在腳掌前三分之一的湧泉穴。

3. 嘴巴唸ㄍㄟ，直到動作結束。

效果 加強下肢肌耐力，增加平衡感。

● 虎（ㄏㄛˋ）

動作

動作示範影片

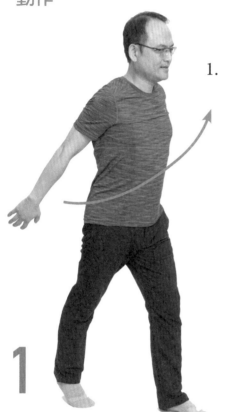

1. 雙手向上揚，一腳向後踢，
   另一隻腳則腳尖點地。

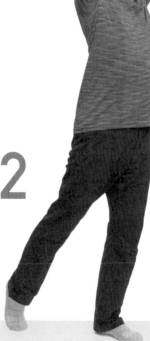

2.. 嘴巴發出ㄏㄛˋ 音，如同老
   虎躍起，讓身體向上延伸。

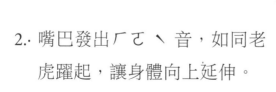 **效果** 訓練動態平衡。

說明

每個動作約做 3 次或每次 15 秒，如此一來大概 5 分鐘就可完成一回。

日常生活中，任何動作只要想到就可以隨時做一回，但最佳時間是三餐飯前做一回，一天三回。

因為飯前做五音健康操，運動全身肌肉，可讓肌肉的胰島素敏感度上升，進而增加肌肉量。

　　希望這個台語版本的「五音健康操」，幫助天天上網的現代人遠離痠痛，讓快速老化的台灣社會加倍健康，天天向上，滿面春風！

悅讀健康系列 133X

【全彩圖解&影音版】
骨科自癒地圖：
讓身體的痠痛自然好（修訂版）

作　　者／ 蔡凱宙
編輯協力／ 周佩蓉、黃鈺雲
選　　書／ 林小鈴
責任編輯／ 潘玉女

行銷經理／ 王維君
業務經理／ 羅越華
總 編 輯／ 林小鈴
發 行 人／ 何飛鵬
出　　版／ 原水文化
　　　　　台北市南港區昆陽街 16 號 4 樓
　　　　　電話：（02）2500-7008　　傳真：（02）2502-7676
　　　　　E-mail：H2O@cite.com.tw　部落格：http://citeh2o.pixnet.net/blog/
發　　行／ 英屬蓋曼群島商家庭傳媒股份有限公司城邦分公司
　　　　　台北市南港區昆陽街 16 號 8 樓
　　　　　書虫客服服務專線：02-25007718；25007719
　　　　　24 小時傳真專線：02-25001990；25001991
　　　　　服務時間：週一至週五上午 09:30 ～ 12:00；下午 13:30 ～ 17:00
　　　　　讀者服務信箱：service@readingclub.com.tw
劃撥帳號／ 19863813；戶名：書虫股份有限公司
香港發行／ 城邦（香港）出版集團有限公司
　　　　　香港灣仔駱克道 193 號東超商業中心 1 樓
　　　　　電話：(852)2508-6231　傳真：(852)2578-9337
　　　　　電郵：hkcite@biznetvigator.com
馬新發行／ 城邦（馬新）出版集團
　　　　　41, Jalan Radin Anum, Bandar Baru Sri Petaling,
　　　　　57000 Kuala Lumpur, Malaysia.
　　　　　電話：(603) 90563833　傳真：(603) 90576622
　　　　　電郵：service@cite.my

美術設計／ 劉麗雪
內頁繪圖／ 黃建中
攝　　影／ 水草攝影工作室
製版印刷／ 卡樂彩色製版印刷有限公司
初　　版／ 2017 年 12 月 28 日
修訂一版／ 2023 年 01 月 11 日
修訂一版 2.2 刷／ 2024 年 05 月 31 日
定　　價／ 400 元

ISBN: 978-626-96828-9-8

城邦讀書花園
www.cite.com.tw

國家圖書館出版品預行編目 (CIP) 資料

骨科自癒地圖：讓身體的痠痛自然好 / 蔡凱宙著 . -- 修訂一版 . -- 臺北市：原水文化出版 : 英屬蓋曼群島商家庭傳媒股份有限公司城邦分公司發行, 2023.01
　　面；　公分 . -- (悅讀健康系列 ; 133X)
ISBN 978-626-96828-9-8(平裝)

1.CST: 骨科 2.CST: 健康法

416.6　　　　　　　　　　　　111021081